JN080752

大学院文化科学研究科

健康・スポーツ科学研究

関根紀子

生活健康科学プログラム

（改訂版）健康・スポーツ科学研究（'21）

©2021　関根紀子

装丁・ブックデザイン：畑中　猛

o-9

まえがき

　私たちは，無意識に営まれるさまざまな生命活動の積み重ねで生きている。それに加え，意識することなく行われるさまざまな生活活動や，意識的に行われる運動・スポーツなどの身体活動が私たちを支えている。

　かつて，スポーツ科学領域では，より高くより速くより強くを目指し，人類の限界に挑戦するべくさまざまな角度から研究が進められてきた。それに加え近年は，健康を維持するための運動・スポーツや，不活動の影響についての研究も盛んに行われ，健康・スポーツ科学領域としてさらなる発展を続けている。その研究対象は日常生活活動から高度な運動トレーニングまで，また不活動者からアスリートまでと幅広いものとなっている。

　健康・スポーツ科学領域を学ぶことは，私たちの身体に目を向け，その構造と機能，そして適応能力を理解することであると言える。本領域の特色は不活動も含めた身体活動がキーワードであるという点であり，本領域が扱う基本的な内容は，疾病を予防し健康を維持することで基盤を固め，運動能力の向上を積み重ねていくという点で医学領域とは異なっている。しかしながら，医学やリハビリテーション，生物学などの領域と重複する部分もあり，学際的な研究が盛んに行われている発展的な領域でもある。

　単に健康・運動・スポーツと言っても，これらに対する研究アプローチは実にさまざまである。遺伝子や細胞など，よりミクロに細かく掘り進めるアプローチもあれば，組織や器官，からだ全体を対象とするマクロな視点で取り組むアプローチもある。さらに，疫学的観点から多くの人やさまざまな状況を調査するアプローチや，介入による変化を観察するアプローチも行われる。しかしながら，どのような切り口で取り組んだとしても，健康・スポーツ科学領域の研究が見つめるのは個体としてのヒトや集団で社会的な生活を営む私たちである。健やかに生きることや運動能力の維持向上を大目的とする点で，これらの研究は互いにリン

クすると言うことができるだろう。

　本書では，私たちの身体の構造や機能についての基礎的な内容を示すとともに，遺伝子や細胞，組織や器官レベルでの運動や不活動に関する研究，身体活動と健康に関わる疫学的研究，さらには日本人の体力レベルや健康増進に関わる取り組みなど，幅広い調査・研究について紹介した。また，健康・スポーツ科学領域の研究を進めるための基本的な考え方やポイントについても，基礎・応用研究と疫学研究とに分けて解説した。健康・運動・スポーツを理解するためにさまざまな角度から研究が進められていることを感じていただけることを期待する。

　健康の維持・増進は現代社会における重要な研究課題であり，健康・スポーツ科学研究は，自分自身に直接関わる最も身近な研究であると言うことができる。また，得られた知識・知見を日常生活に応用し自らに直接的に還元することも可能である。本書を通じ，多くの人が自分自身の身体の仕組みに興味をもち，本領域の理解を深めるとともに，自ら研究を開始する足がかりとしていただければ幸いである。

2020年 8 月

関根　紀子

目次

まえがき　　関根紀子　　3

1 健康・スポーツに関する科学的アプローチ(1)
運動と健康　　　　　　　　　　　　　　│　関根紀子　　9

　　1．健康とは　　9
　　2．健康の保持・増進と身体活動　　13
　　3．運動・スポーツや身体活動による生活習慣病の予防　　17
　　4．まとめ　　24

2 健康・スポーツに関する科学的アプローチ(2)
基礎・応用研究　　　　　　　　　　　　│　関根紀子　　28

　　1．学術研究とはなにか　　28
　　2．健康・スポーツ領域における研究　　35
　　3．まとめ　　41

3 健康・スポーツに関する科学的アプローチ(3)
疫学研究　　　　　　　　　　　　　　　│　澤田　亨　　43

　　1．健康に関するエビデンスを生み出す疫学研究　　44
　　2．原著論文　　51
　　3．叙述的レビューとシステマティック・レビュー　　57
　　4．まとめ　　58

4 健康・スポーツの生理学(1)　│　関根紀子　　60
細胞と恒常性

　　1．細胞の構造と機能　　60
　　2．体内環境と恒常性（ホメオスタシス）　　68
　　3．まとめ　　75

5 │ **健康・スポーツの生理学(2)**　│ 関根紀子　76
栄養とエネルギー代謝

　　1．栄養素　76
　　2．ATP の合成　80
　　3．運動とエネルギー代謝　85
　　4．まとめ　90

6 │ **健康・スポーツの生理学(3)**　│ 関根紀子　92
神経・骨格筋系

　　1．筋の構造と機能　92
　　2．骨格筋の収縮様式と筋力　98
　　3．神経系の構造と機能　100
　　4．まとめ　105

7 │ **健康・スポーツの生理学(4)**　│ 和気秀文　107
呼吸・循環系

　　1．循環系　107
　　2．呼吸系　116
　　3．まとめ　125

8 │ **健康・スポーツの生理学(5)**　│ 須永美歌子　128
内分泌系

　　1．内分泌系の機能　128
　　2．運動トレーニングとホルモン　133
　　3．運動ストレスとホルモン　137
　　4．まとめ　140

9 | 健康・スポーツの科学的理解(1)
筋肥大と筋萎縮　　　　　　　　　　　　　| 関根紀子　144

1．筋肥大　144
2．筋萎縮　148
3．まとめ　158

10 | 健康・スポーツの科学的理解(2)
呼吸・循環系と運動　　　　　　　　　　　| 和気秀文　162

1．運動と循環　162
2．運動と呼吸　173
3．呼吸・循環系のトレーニング効果　177
4．まとめ　179

11 | 健康・スポーツの科学的理解(3)
運動能力と遺伝子多型　　　　　　　　　　| 福　典之　182

1．はじめに　182
2．運動能力の遺伝率　183
3．運動能力に関連する核遺伝子多型　186
4．ミトコンドリアと運動能力　191
5．遺伝子多型と表現型との関連について考える際の
　　留意点　195
6．まとめ　196

12 | 健康・スポーツの科学的理解(4)
女性と運動　　　　　　　　　　　　　　　| 須永美歌子　200

1．女性アスリートの三主徴　200
2．月経異常と運動パフォーマンス　205
3．月経周期がコンディションに与える影響　208
4．まとめ　212

8

13 | 健康・スポーツの科学的理解⑸
日本人の体力 | 関根紀子 215

 1．体力とは 215

 2．体力・運動能力調査 216

 3．成年（20〜64歳）の体力・運動習慣 220

 4．高齢者（65〜79歳）の体力・運動習慣 224

 5．まとめ 228

14 | 健康・スポーツの科学的理解⑹
身体活動・体力と寿命・生活習慣病の関係

| 澤田 亨 231

 1．健康に関するエビデンスを生み出す疫学研究手法 231

 2．身体活動量とがん死亡 234

 3．身体活動量と2型糖尿病罹患 241

 4．まとめ 246

15 | 健康・スポーツの科学的理解⑺
身体活動・運動促進のためのポピュレーションアプローチ

| 澤田 亨 250

 1．我が国における身体活動・運動の現状 250

 2．個人の身体活動・運動に影響を及ぼす要因 253

 3．個人に対する身体活動・運動促進のための
  心理学的アプローチ 256

 4．ポピュレーションレベルにおける身体活動・
  運動促進のためのアプローチ 258

 5．おわりに 260

索引 265

1 | 健康・スポーツに関する科学的アプローチ⑴
運動と健康

関根　紀子

　健康の維持・増進に貢献するとして，運動・スポーツの実施や身体活動量の増加が推奨されているが，その根拠は何だろうか。また，健康と運動・スポーツや身体活動はどのように影響し合っているのだろうか。本章では，我が国における健康を脅かす要因について述べるとともに，健康の維持・増進に運動・スポーツや身体活動が果たす役割について概説する。

1. 健康とは

(1)　健康の定義

　健康の捉え方は歴史とともに変遷してきたが，現在では，「病気でないとか，弱っていないということではなく，身体的（physical）にも，精神的（mental）にも，そして社会的（social）にも，すべてが満たされた状態にあること」とする1948年の世界保健機関（WHO：world health organization）の定義[1]が広く受け入れられている。この定義には改正の動きがあり，1998年のWHO総会において，霊的・精神的（spiritual）を追加したうえで，これらの状態が動的（dynamic）であることとする新しい定義が提案されたが，審議が行われず改正には至っていない。この新しいWHOの考え方は，単に身体的状態のみならず，精神的・社会的側面をも含めたより深いものであると捉えることができる。しかしながら，池上[2]は，このWHOの定義を認めつつも，これはあくまで理想であるとし，健康とは「環境に適応し，かつその人の能力が十分に発揮できる状態」との定義を示している。これは，健康を維持するためには動的努力を必要とするという点で，WHOで提案された新しい定義に近い考え方と捉えることもできる。

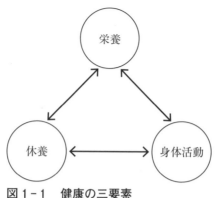

図1-1　健康の三要素

　ところで，これらの学術的定義に当てはまらなければ健康ではないと考えるのは早計である。例えば，身体に障害がある場合や，病気と付き合いながら過ごしている場合，また加齢により身体能力が低下している場合でも，「大きな変化がなく穏やかに過ごせていれば健康である」とする考えもあるだろう。学術的な定義がいくつか提案されているように，個人にとっての健康の定義にも多様性が存在することは，健康についての意識調査などでは考慮するべきであるかもしれない。

　健康を支えるには，栄養・身体活動・休養の各条件が，それぞれ十分かつバランス良く維持されていることが重要である（図1-1）。食物から摂取した栄養は身体を形作る材料となり，生命維持や身体活動のためのエネルギーを生み出す。身体活動は環境に適応した身体を作るための刺激となり，身体諸器官の機能を向上させる。休養は身体活動によって生じた疲労を回復して元の状態に戻し，次の身体活動に備えエネルギーを蓄える。これらがスムーズに作用することにより健康が維持されるのであり，栄養・身体活動・休養の各条件のいずれかが過多であっても過少であっても，安定した健康を維持する妨げとなる。これは，健康の身体的側面ばかりでなく，精神的側面にも影響を及ぼすであろう。

（2）　我が国の健康寿命

　我が国は世界有数の長寿国[3]となった（図1-2）が，今や単に長生

きすることを求める時代は過ぎ去り，健康に長生きすること，つまり健康寿命の伸延が重要とされている。内閣府によると，2016年の日本人の健康寿命は，男性が72.14歳，女性が74.79歳であったが，平均寿命はそれぞれ80.98歳，87.14歳[4]であり，平均すると10年ほど開いている（図1

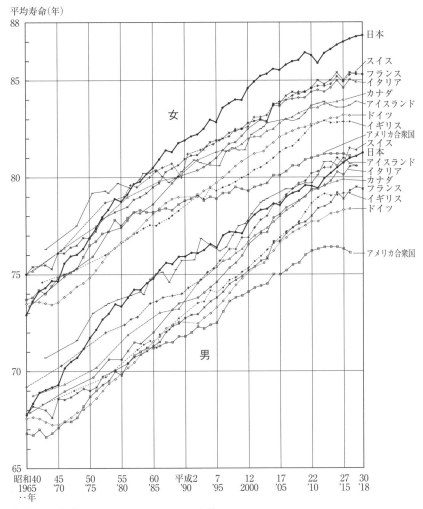

資料：国連「Demographic Yearbook」等
注　：1）1971年以前の日本は，沖縄県を除く数値である。
　　：2）1990年以前のドイツは，旧西ドイツの数値である。
図1-2　主な国の平均寿命の年次推移[3]

－3）。この差は男性よりも女性で顕著だが，2001年からの推移を見ると男女ともほぼ変化がない。平均寿命と健康寿命との差は，日常生活に制限のある期間を意味することから，生活の質（QOL：Quality of Life）を高く保ち，元気で長生きするためには，この差を縮めることが鍵となる。

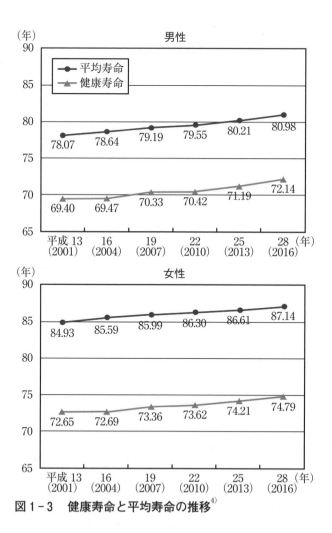

図1－3　健康寿命と平均寿命の推移[4]

2.　健康の保持・増進と身体活動

（1）　運動・スポーツおよび身体活動の定義

　健康のために身体を動かすことが広く推奨されているが，「身体を動かす」ことを現す言葉として用いられる「運動」，「スポーツ」そして「身体活動」はどのように定義されるのだろうか。2011年に制定されたスポーツ基本法では，スポーツは世界共通の人類の文化であるとし，心身の健全な発達，健康及び体力の保持増進，精神的な充足感の獲得，自律心その他の精神の涵養等のために個人または集団で行われる運動競技その他の身体活動と幅広く捉えている。また，スポーツを通じて幸福で豊かな生活を営むことは，すべての人々の権利であるとしたうえで，第2期スポーツ基本計画では，体を動かすという人間の本源的な欲求に応え，精神的充足をもたらすものと定義している。これらのことから，スポーツは運動や身体活動も含む幅広い概念として捉えられていることが窺える。一方，2013年に厚生労働省から公表された健康づくりのための身体活動基準2013では，身体活動を生活活動と運動とに分けたうえで，生活活動とは日常生活における労働，家事，通勤，通学などの身体活動を指すとしている[5]。また，運動とは，スポーツなど体力の維持・向上を目的として計画的・意図的に実施され継続性のある身体活動を指すとしており，運動とスポーツをほぼ同義に捉えている。

　以上のように、国民の健康の維持・増進に取り組むにあたり，文部科学省やスポーツ庁はスポーツという用語を，厚生労働省は身体活動という用語を主に用いており，対象とする「身体を動かす」内容は多少異なる。しかしながら，いずれにおいても運動・スポーツや身体活動が健康の保持・増進において重要な役割を果たすと認識している点では共通している。

（2）　健康の保持・増進と身体活動

　健康と身体活動量との関係については，Morris らによるロンドンバススタディ[6]が有名である。これは，2階建てバスの車掌と運転手の心

疾患発症率を比較したもので、料金徴収のための階段昇降や移動を業務として行う車掌に比べ、運転席に座り続ける運転手の発症率が高かったことを示している。その後、身体活動と疾患発症率や死亡率との関係についての研究が発展し、身体活動量が少ない人に見られる一連の疾患はKrausら[7]によって身体活動不足病（hypokinetic disease）と命名された。今日では、彼らが身体活動不足病として挙げた肥満、心臓病、高血圧症などの疾患は、身体活動の不足のみによって発症するのではなく、食生活などを含めた生活習慣（life style）が影響していることが知られている。

　身体活動量を維持することにより身体の機能が正常に保たれる現象は、人間を含め多くの動物の進化の歴史に由来する。長い間、人間は1日の大半を食物獲得のために身体を動かすことに費やしていたが、近代になって機械化が進み、日常生活における身体活動の機会は激減した。この生活様式の変化は、身体活動量が多い生活を踏まえて進化した我々の身体が適応するには急激すぎるものであったと考えられる。つまり、現代社会は進化の過程とは全く異なる環境であり、身体の機能を維持するためには身体活動量を意図的に増やして対応することが必要となっている。しかしながら、すべての人がそれを実行できるわけではなく、健康を維持するための十分な身体活動量を維持できない人が増え、身体活動不足病や生活習慣病（life style related disease）が増加することとなった。

　身体活動量の低下は、今や世界的な問題となりつつある。2016年の調査によると、身体活動量が少なく不活動とされる人の割合は、世界168か国を平均すると27.5％であった[8]と報告されている（図1-4）。この割合には男女差があり、女性は男性より8％多く（男性23.4％、女性31.7％）、2001年の結果と比べると男性では減っているものの女性では不活動者が増加している。なお、日本における不活動者の割合は平均で35.5％（男性33.8％、女性37.0％）であり、世界の平均値を上回る結果となっている。仮に身体的不活動状態の影響を取り除いたとすると、日本の平均寿命は0.91年延長するだろうと報告されており[9]、身体活動量を増加させる何らかの対策が必要であるものと思われる。

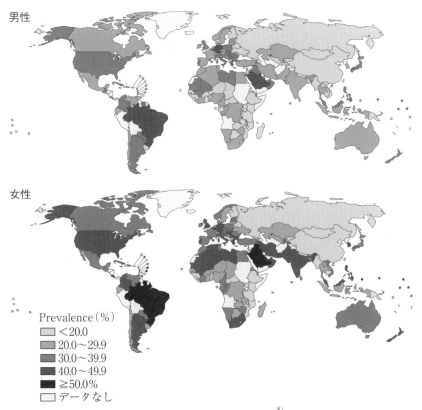

男性

女性

Prevalence（%）
- □ ＜20.0
- ■ 20.0〜29.9
- ■ 30.0〜39.9
- ■ 40.0〜49.9
- ■ ≧50.0％
- □ データなし

図1-4　成人（18歳以上）の国別不活動者の割合[8]

　QOL を低下させ寿命や健康を大きく損なう病気・傷害の内訳を見て
みると，日本では腰部・頸部痛が第1位[10]となっている（表1-1）。ま
た，平成25年（2013年）国民生活基礎調査[11]でも，男女で順位が異なる
ものの，症状別有訴者率（人口千対）の症状のうち腰痛と肩こりが1，
2位となっている。年齢が高いほど有訴者率が高くなることから，人口
の高齢化と有訴者率増加とは何らかの関連があるものと推測される。こ
れらの疼痛は，身体活動を妨げ，日常生活における不活動を加速させる
ことになりかねないことから，直接の死因となる脳卒中やがん，心疾患
だけでなく，筋骨格系の疼痛への対策を視野に入れた健康の維持・増進
も念頭に置くべきであろう。

表1−1 寿命や健康を大きく損なう病気・傷害の内訳[10]

	1	2	3	4	5	6	7	8	9	10
全体	IHD	LRI	Stroke	Back & neck	Road inj	Diarrhoea	COPD	NN preterm	HIV/AIDS	Malaria
先進国	IHD	Back & neck	Stroke	Lung C	Depression	COPD	Sense	Diabetes	Alzheimer's	Falls
発展途上国	IHD	LRI	Stroke	Back & neck	Diarrhoea	NN preterm	HIV/AIDS	Road inj	Malaria	COPD
日本	Back & neck	Stroke	IHD	LRI	Lung C	Other MSK	Diabetes	Sense	Self-harm	Depression

IHD：虚血性心疾患　　LRI：下気道感染　　Stroke：脳血管性疾患　　Back & neck：腰・頸部痛
Road inj：道路交通事故　　Diarrhoea：下痢性疾患　　COPD：慢性閉塞性肺疾患　　NN preterm：早産による合併症
HIV/AIDS：HIV/AIDS　　Malaria：マラリア　　Lung C：呼吸器系がん　　Depression：うつ病性障害
Sense：感覚器疾患　　Diabetes：糖尿病　　Alzheimer's：アルツハイマー病とその他認知症　　Falls：転倒
Other MSK：その他骨格筋疾患　　Self-harm：自殺

3.　運動・スポーツや身体活動による生活習慣病の予防

　生活習慣病は，食習慣，運動習慣，休養，喫煙，飲酒等の生活習慣が，その発症・進行に関与する疾患群[12]と定義される（表1－2）。以前は成人病と呼ばれていたが，成人であっても生活習慣の改善により予防が可能なこと，成人でなくとも発症する可能性があることから，1996年に生活習慣病と改称された経緯がある。なお，成人病とは加齢に着目した区分，生活習慣病は生活習慣に着目した区分であり，重複する疾患が多いものの，両者は概念的には異なるものである。生活習慣病は，生活習

表1-2　生活習慣病[12]

食習慣：インスリン非依存型糖尿病，肥満，高脂血症（家族性の
　　　　ものを除く），高尿酸血症，循環器病（先天性のものを
　　　　除く），大腸がん（家族性のものを除く），歯周病等
運動習慣：インスリン非依存型糖尿病，肥満，高脂血症（家族性
　　　　　のものを除く），高血圧症等
喫煙：肺扁平上皮がん，循環器病（先天性のものを除く），慢性
　　　気管支炎，肺気腫，歯周病等
飲酒：アルコール性肝疾患等

※インスリン非依存型糖尿病は，現在では一般に2型糖尿病と，
　高脂血症は脂質異常症と呼ばれている。

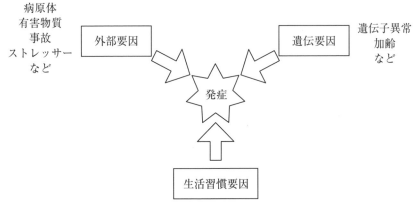

図1-5　疾病の要因と対策の在り方[12]

慣以外，例えば気候や病原体などの環境要因，性別，人種，年齢，遺伝子など，自らの努力では変更することができない要因の影響も受ける（図1-5）。しかしながら，その定義通り，生活習慣を改めることによって予防できる可能性が高い疾患であるといえる。

　身体活動量が健康に及ぼす影響についての研究は枚挙にいとまが無いが，身体活動量が高い人は心疾患，脳卒中，2型糖尿病などの発症リスクが低いことがわかっている。詳細は第14章に譲るが，以下に主な生活習慣病と身体活動との関係についての例を示す。

（1）　肥満・肥満症

　肥満とは，脂肪組織が過剰に蓄積した状態，つまり太っている状態を指すのであって，疾病を意味するものではない。一方肥満症は，肥満に起因・関連する健康障害を有するか予測される場合で，減量治療を必要とする状態を指す。我が国では体脂肪率での評価が行われることが多いが，体脂肪計の普及は日本など一部の地域に限定的であることから，世界的には体格指数（BMI：body mass index）が肥満を判定する指標として用いられている。なお，BMIの算出方法は同一でも，肥満の判定基準は国によって異なる。例えば，WHOはBMIが$30kg/m^2$以上を肥満と定めているが，我が国では$25kg/m^2$以上を肥満と定義[13]している（表1-3）。

表1-3　肥満度分類[13]

BMI（kg/m^2）	判定	WHO 基準
＜18.5	低体重	Underweight
18.5≦～＜25	普通体重	Normal range
25≦～＜30	肥満（1度）	Pre-obese
30≦～＜35	肥満（2度）	Obese class I
35≦～＜40	肥満（3度）	Obese class II
40≦	肥満（4度）	Obese class III

※1）ただし，肥満（BMI ≧25）は，医学的に減量を要する状態とは限らない。

※2）BMI ≧35を高度肥満と定義する。

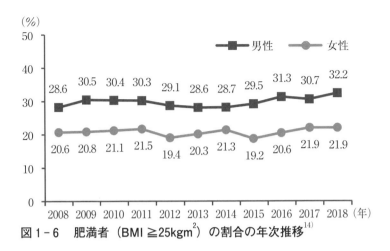

図1-6　肥満者（BMI ≧25kgm^2）の割合の年次推移[14]

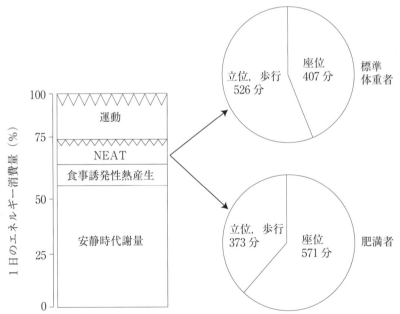

図1-7　肥満者と標準体重者の NEAT 時間の違い[15]

※標準体重（理想体重）はもっとも疾病の少ない BMI 22を基準として，標準
　体重(kg)＝身長(m)^2×22で計算された値とする。

　平成30年（2018年）国民健康・栄養調査[14]によると，我が国における20歳以上の肥満者（BMI 25以上）の割合は，男性が32.2%，女性で21.9%と男性で多く，この10年間でみると男女とも大きな変化はみられない（図1-6）。年代別に見てみると，男性では50歳代が最も多く（37.2%），30歳〜60歳代にわたり30%を越えている。それに対し，女性では年齢とともに徐々に増加して70歳以上が最も多くなっている（27.7%）。一方，BMI<18.5kg/m^{2}以下のやせの割合は，男性で10.3%，女性で20.3%と女性で多くなっており，年代別では男女とも85歳以上で最も多い。

　肥満は，エネルギーの摂取量と消費量のバランスを整えることで防ぐことができ，高い身体活動を継続することが体重増加を抑制すると報告されている。また，肥満者は日常の身体活動で消費されるエネルギー量（NEAT：non-exercise activity thermogenesis，非運動性活動熱産生）が標準体重者よりも少ないことが報告されており[15]，立ったり歩いたりする時間を意識的に増やすことが肥満予防の鍵であることが示唆されている（図1-7）。

（2）　糖尿病

　糖尿病とは，インスリン作用の不足による慢性高血糖を主な特徴とする代謝異常疾患群と定義されている[16]。糖尿病には大きく分けて1型糖尿病と2型糖尿病があるが，生活習慣病とされるのは2型糖尿病であり，我が国の糖尿病の大部分を占めている。2018年における糖尿病が強く疑われる者の割合は，男性18.7%，女性で9.3%であり，年齢が高くなるにつれて増加する[14]。糖尿病は世界でも増え続けており，2019年にはおよそ4億6千万人であったが，2045年には51%増加し7億人に増加すると予想されている[17]。

　血糖のレベルは膵臓から分泌されるインスリンによって調節されている。インスリンは，標的とする臓器に作用して糖の吸収を促す働きをもつホルモンであり，骨格筋はインスリンの主要な標的かつ血糖を利用する最大の臓器である。2型糖尿病患者では，糖の総利用量が健常者の約

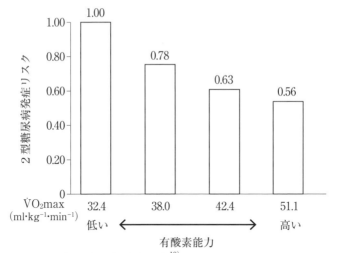

図1−8 糖尿病と有酸素能力[19]

半分に減少するが，それは主に骨格筋での利用率が低下するためである
と報告されている[18]。骨格筋のインスリン感受性が下がり（インスリン
抵抗性）細胞内に糖を取り込むことができなくなると，行き場を失った
糖が血中にとどまり，過剰となって糖尿病の症状を呈するようになると
考えられている。

　上記のインスリン依存的な経路のほか，骨格筋は，収縮することに
よってインスリン非依存的にも糖を取り込むことができることがわかっ
ている。インスリン抵抗性が高い2型糖尿病患者であっても，インスリ
ン非依存的な経路には異常がないことがほとんどであるため，運動によ
り筋の糖取り込みを向上させることで血糖を低下させることが期待でき
る。このような運動の急性的な効果に加え，運動の継続により，骨格筋
の糖取り込み能力の向上や脂肪の蓄積を防ぐことでインスリン抵抗性が
改善されるなどの慢性的な効果も報告されている。これまで，中程度以
上の身体活動が，2型糖尿病の発症率を低下させることが明らかになっ
ている。また，身体活動量や全身持久力が高いほど，2型糖尿病の発症
率が低い[19]ことも報告されている（図1−8）。

（3） 高血圧

　高血圧とは，収縮期血圧が140mmHg以上，または拡張期血圧が90mmHg以上である場合をいい，これは我が国を含め世界のガイドラインで共通である[20]。我が国における患者数は約4300万人，高血圧に起因する死亡者数は年間約10万人と推定される。高血圧は，原因を1つに定めることが困難な本態性高血圧と，原因が明らかな二次性高血圧に分けられ，日本人の高血圧の8～9割が本態性高血圧である。本態性高血圧は，遺伝的素因や肥満，食塩の過剰摂取などの要因が組み合わさって起こるとされる。高血圧は脳卒中や心疾患などの心血管病の最大の危険因子であることから，高血圧の予防がさまざまな疾患の予防にも結びつくことが期待される。

　血圧は，有酸素運動を行うことにより低下する。運動による血圧低下の機序にはさまざまな要因が関与していると考えられており，交感神経の働きが低下することによる血管抵抗の減弱や，腎臓からのナトリウム排泄の促進，つまり利尿作用が働くことによる降圧作用などがその要因として挙げられる。つまり運動は，血圧の上昇を防ぐとともに血圧の低下を促進することで，相乗的に血圧を下げる効果があるとされる[21]。

（4） メタボリックシンドローム

　メタボリックシンドロームとは，内臓肥満の蓄積に加え，高血圧，糖代謝異常，脂質代謝異常などの危険因子を併せもった状態を指す。国際的に見るとメタボリックシンドロームの考え方はさまざまで，危険因子の重複を基盤とする考え方と，インスリン抵抗性や内臓脂肪を基盤とした考え方がある。日本においては内臓脂肪を基盤とした考え方を採用しており，メタボリックシンドロームの診断には，ウエスト周囲径が基本[22]となる（図1-9）。この基準値は，内臓脂肪面積が100cm^{2}に相当するものであるとして設定されている。内臓脂肪の蓄積は，血液中の糖や中性脂肪などを増加させるとともに，血圧の上昇を招くとされるためである。なお，単にウエスト周囲径が大きいだけではメタボリックシンドロームには当てはまらず，3つの選択項目のうち2項目以上が当ては

内臓脂肪蓄積
ウエスト周囲径　男性　85cm 以上
女性　90cm 以上
（内臓脂肪面積　男女とも≧100cm^2 に相当）

上記に加え，下記のうち2項目以上

中性脂肪	150mg/dl 以上
かつ／または	
HDL コレステロール	40mg/dl 未満

収縮期血圧	130mmHg 以上
かつ／または	
拡張期血圧	85mmHg 以上

空腹時血糖値	110mg/dl 以上

図1-9　メタボリックシンドロームの診断基準[22]

まった場合にメタボリックシンドロームと診断される。メタボリックシンドロームに陥る，つまり異常が複数あると，たとえそれぞれが軽度であったとしても，動脈硬化などの心疾患のリスクが相乗的に高まることがわかっている。この一連の流れは，ドミノ倒しに見立てて「メタボリックドミノ」と呼ばれる。

　運動・スポーツの実施や高い身体活動量によるメタボリックシンドロームの予防には，肥満，糖尿病，高血圧などに対する身体活動の効果が複合的に作用して起こるとされる。アメリカスポーツ医学会など欧米人を対象とした身体活動指針[23]では，内臓脂肪の減少には高強度の身体活動を実施する必要があるとされるが，日本人においては，軽〜中程度の身体活動でもメタボリックシンドロームに効果があると報告されている[24]。

（5）　ロコモティブシンドローム

　ロコモティブシンドローム（運動器症候群）とは，運動器の障害により自立度の低下をきたした状態を指し，2007年に日本整形外科学会から提唱された概念である[25]。進行すると要介護になるリスクが高いとされ

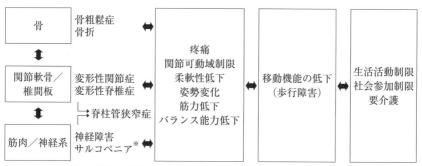

※加齢に伴う筋量・筋力の低下のこと。「加齢性筋肉減弱症」ともいう。

図1-10　ロコモティブシンドロームの概念[25]

る。ロコモティブシンドロームという造語が生まれた背景には，我が国の超高齢化社会が関係している。また，平均寿命の延伸に伴って要介護者数が増加し，2019年には650万人に達しているという背景も関わっている。平成28年（2016年）国民生活基礎調査[26]によると，介護が必要になった主な原因は，認知症や脳血管疾患に加え，高齢による衰弱や転倒・骨折，関節疾患などの運動器に関する障害が上位を占めている。また，支援や介護の程度が軽いほど運動器障害が要因となる割合が高く，これをきっかけに日常生活の自立度が下がり要介護となる様子が窺える。以上のことから，健康寿命を延ばし寝たきりや要介護状態を防ぐためには，ロコモティブシンドロームの予防が重要であると考えられている。

　ロコモティブシンドロームの予防には，膝関節などへの過剰な負担を避け，下肢を鍛えることが有効であるとされる。日本整形外科学会では，ロコモティブシンドローム予防のための運動として，片脚立ちやスクワットなどで構成されるロコトレ[25]を推奨している。また，ロコモティブシンドロームの予防には，身体活動だけでなく栄養面からの対策も重要とされ，やせすぎや肥満を防ぐことも合わせて推奨されている。

4. まとめ

　生活が便利になるにつれて日常生活での身体活動量は低下し，健康の維持・増進のためには意図的に身体を動かすことが必要となっている。

適度な身体活動は，健康の身体的側面のみならず，精神的な側面にも作用することが知られており，心身のバランスを保つうえでも重要である。スポーツや運動というと，苦しい，きついというネガティブなイメージを伴う場合もあるが，日常生活での身体活動（生活活動）をも視野に入れ，適度に，無理なく，バランス良く身体を動かすことを心がけることが健康の維持・増進に結びつくだろう。

研究課題

1．健康の維持・増進に対する身体活動の役割について論じなさい。
2．生活習慣病予防に効果的な身体活動にはどのようなものがあるか調べなさい。

引用文献

1）日本 WHO 協会．健康の定義について
　　https://www.japan-who.or.jp/commodity/kenko.html．[2.20, 2020]．
2）池上春夫．運動処方—理論と実際．朝倉書店，東京，1982．
3）厚生労働省．平成30年簡易生命表の概況
　　https://www.mhlw.go.jp/toukei/saikin/hw/life/life18/index.html．[2.20, 2020]．
4）内閣府．平成30年版高齢社会白書（概要版）（PDF 版）
　　https://www8.cao.go.jp/kourei/whitepaper/w-2018/gaiyou/30pdf_indexg.html.
　　[2.20, 2020]．
5）厚生労働省．健康づくりのための身体活動基準・指針．2013．
6）Morris JN, Heady JA, Raffle PA, et al. Coronary heart – disease and physical activity of work. *Lancet* 265：1053-1057；contd, 1953.
7）Kraus H. Raab W. Hypokinetic Disease: Diseases Caused By Lack of Exercise. Charles C. Thomas Publisher, Springfield, Illinois, USA, 1961.
8）Guthold R, Stevens GA, Riley LM, et al. Worldwide trends in insufficient

physical activity from 2001 to 2016: a pooled analysis of 358 population-based surveys with 1. 9 million participants. *Lancet Glob Health* 6：e1077-e1086, 2018.

9) Lee IM, Shiroma EJ, Lobelo F, et al. Effect of physical inactivity on major non-communicable diseases worldwide: an analysis of burden of disease and life expectancy. *Lancet* 380：219-229, 2012.

10) DALYs GBD, Collaborators H, Murray CJ, et al. Global, regional, and national disability-adjusted life years (DALYs) for 306 diseases and injuries and healthy life expectancy (HALE) for 188 countries, 1990-2013: quantifying the epidemiological transition. *Lancet* 386：2145-2191, 2015.

11) 厚生労働省. 平成25年国民生活基礎調査の概況. 2014.

12) 厚生省. 生活習慣に着目した疾病対策の基本的方向性について（意見具申）. 1996.

13) 日本肥満学会. 肥満症診療ガイドライン 2016. 2016.

14) 厚生労働省. 平成30年国民健康・栄養調査結果の概要 https://www.mhlw.go.jp/stf/newpage_08789.html. [2.20, 2020].

15) Ravussin E. Physiology. A NEAT way to control weight? *Science* 307：530-531, 2005.

16) 清野裕, 南條輝志男, 田嶼尚子, et al. 糖尿病の分類と診断基準に関する委員会報告（国際標準化対応版）. 糖尿病 55：485-504, 2012.

17) International Diabetes Federation. IDF DIABETES ATLAS 9th edition https://www.diabetesatlas.org/en/. [2.20, 2020].

18) DeFronzo RA. Lilly lecture 1987. The triumvirate: beta-cell, muscle, liver. A collusion responsible for NIDDM. *Diabetes* 37：667-687, 1988.

19) Sawada SS, Lee IM, Muto T, et al. Cardiorespiratory fitness and the incidence of type 2 diabetes: prospective study of Japanese men. *Diabetes Care* 26：2918-2922, 2003.

20) 日本高血圧学会. 高血圧治療ガイドライン 2019. ライフサイエンス出版, 2019.

21) Hu G, Barengo NC, Tuomilehto J, et al. Relationship of physical activity and body mass index to the risk of hypertension: a prospective study in Finland. *Hypertension* 43：25-30, 2004.

22) メタボリックシンドローム診断基準検討委員会. メタボリックシンドロームの定義と診断基準. 日本内科学会雑誌 94：794-809, 2005.

23) 日本体力医学会体力科学編集委員会監訳. 運動処方の指針（原書第8版）, 南江堂, 東京, 2011.

24) Okura T, Nakata Y, Ohkawara K, et al. Effects of aerobic exercise on metabolic syndrome improvement in response to weight reduction. *Obesity (Silver Spring)* 15：2478-2484, 2007.

25) 日本整形外科学会. ロコモパンフレット 2015年度版, 2015.

26) 厚生労働省. 平成28年国民生活基礎調査
https://www.mhlw.go.jp/toukei/saikin/hw/k-tyosa/k-tyosa16/index.html.
[2.20, 2020].

参考文献

① 厚生労働省. 健康づくりのための身体活動基準2013, 2013.

② ACSM, 日本体力医学会体力科学編集委員会監訳. 運動処方の指針（原書第8版）, 南江堂, 東京, 2011.

2 | 健康・スポーツに関する科学的アプローチ⑵
基礎・応用研究

| 関根　紀子

　学術研究は，先行研究を読み込むという先人の知識を継承することから始まる。そこから新たな問いが生まれ，自らその問いに答え知識を積み重ねることで人類の発展に寄与する営みである。研究のきっかけは日常のふとした疑問や想いまたは知的好奇心であり，これらは研究遂行の重要な動力源となるが，先入観にとらわれないよう，科学的手続きに沿って研究を遂行する必要がある。本章では，研究に取り組む際の注意点や，健康・スポーツ科学領域において考慮すべき点について理解するとともに，「よい研究」を行うための基礎を学ぶ。

1. 学術研究とはなにか

　「研究とはなにか」という問いに対してはこれまでさまざまな立場から説明がなされているが，共通しているのは「解明されていない事象について根拠を示して明らかにする」ことであろう。つまり研究は，「自分が」発見し人類の知的認識領域を拡大させる営みであり，「他人が」発見したことを学ぶ勉強とは全く異なるものである。とはいえ，何が未知な事象なのかを把握したり研究結果を解釈したりするためには既に示されている先行研究を理解する必要があり，勉強は研究を進めるうえで必要な過程でもある。

　研究の第一歩は，先行研究を読み込み，批判的吟味を加えることから始まる。この点で，自らの経験を信じる経験主義と異なっている。先行研究を整理し何がわかっていないのかを明らかにすることで，研究課題（問い，リサーチ・クエスチョン）が見えてくる。その問いに対する仮説を立て，それを検証可能な研究をデザインし，収集したデータを分析・記述して問いに対する答えを導く一連の流れが研究プロセスの中心

である。しかしながら，ここで研究は終わりではなく，締めくくりとして論文や学会発表などで研究成果を公表する必要がある。成果発表は自らの研究を相手に理解してもらう場であり，多義的にならぬよう，正確に内容を伝えなければならない。他者に伝わることではじめてその研究が人類の発展に貢献できるのである。

（1）　よい研究の条件

　質の高い「よい研究」の条件にはさまざまな捉え方があるが，研究の質は，方法論の質の高さと有益・有用性の高さの2条件でみることができる[1]とされる（図2-1）。この条件の両者を満たせば有益な「よい研究」であり，一方だけ満たしていれば有害もしくは無益，両者とも満たしていない場合は有害無益とする考え方である。この2条件に新規性を加えた3点が研究には求められる。

①　方法論の質の高さ

　設定した問いの答えを見いだすための方法論は，研究の質を高めるうえで重要であり，研究方法を設定する際に考慮しなくてはならないのがバイアス（偏り，bias）である。バイアスとは，調査または推論の過程において，系統的に真の値から離れた結果が生じること[2]であり，選択

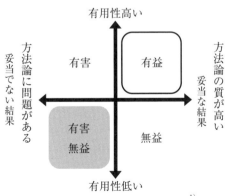

図2-1　研究の質からみた4分類[1]

バイアス（selection bias），情報バイアス（information bias），および交絡（confounding）に大別される[3]。選択バイアスは，対象に選ばれなかったものとそうでないものとの間に特性の差があることによって生じる系統的な誤差であり，例えば，高齢者の体力測定で対象者を募集した際に，体力に自信のある参加者が多くなり，母集団である高齢者全体に比べて対象群の体力レベルが高くなってしまう場合などがそれにあたる（自己選択バイアス，self-selection bias）。一方情報バイアスは，対象者を不正確に測定または分類することによって生じる系統的な誤差であり，同一対象者であったとしても測定装置や施設，測定者により結果に差が生じる場合など（測定バイアス，measurement bias；質問者バイアス，observer/interviewer bias）が含まれる。交絡は，原因と結果を検証する際に，その背後に隠れて存在する第三の因子（交絡因子）が存在することをいい，結論を間違う大きなミスにつながる可能性がある。これら3つのバイアスのうち，選択バイアスと情報バイアスは統計学的手法により調整することが困難であるため，研究計画を立てる際にはこれらバイアスの制御を考慮してデザインすることが重要となる。

② 有益・有用性の高さ

　質の高い研究方法で得られた結果であったとしても，意義が不明ではよい研究とはみなされない。例えば，一施設や一市町村で高齢者の体力レベルを正確に評価できた（内的妥当性，集団内の妥当性が高い）としても，その地域と関わりが無い人にとっては無用な情報である。しかしながら，対象箇所を増やすなどして得られた知見を一般化することができれば，外的妥当性（他の集団に当てはまる度合い）が高くなり，他施設や他町村での多くの高齢者や健康推進に携わる人にとって有益な情報となる。汎用性の高い基礎研究に比べて個別性が高い応用研究や臨床研究では，研究計画を立てる際に有益・有用性の高さについて十分考慮するべきである。

③　新規性

　研究には7つの新規性[4]があるとされる（表2-1）。研究に着手する際には，先行研究を読み込み，自分の研究のどこにどのような新しさがあるのかをよく考える必要がある。なお，先行研究が見つからない場合，それは自分が前例のない研究に取り組んでいることを意味しているのではなく，単に研究テーマの抽象化ができておらず前例との結びつきを見つけ出せていないと考えるべきである。研究テーマに関するキーワードをいくつか挙げ，それを1つひとつ減らして検索すれば，関連する先行研究は必ず見つかるだろう。例えば，対象者の年齢条件を削除する，モデル動物種を広げてみる，目的が同一の他の介入法を探してみる，同一の研究目的に異なるアプローチで迫る研究を探してみる，などである。さらには，使用予定の同一の介入法やアプローチで異なる研究目的に迫る研究も，先行研究に該当することもある。この作業は，自分の研究が先行研究と異なる点を洗い出す作業でもあり，新規性を確認する作業でもある。

表2-1　**新規性の7類型**[4]

新たなアプローチ	問題の捉え方や視点の新しさ，問題を捉える角度，枠組み，着眼点などを総称したものの新しさ
未開拓の事象（エリア）	研究がほとんどされていない事象を研究
新たなトピック	ある事象の中でのトピックの新しさ
新たな理論	これまで一連のものと考えられてこなかった考え（idea）を1つの理論体系（concept）にまとめる
新たな方法	研究デザインや方法，測定に用いるツールやテクニックの新しさ
新たなデータ	これまでにはなかったようなデータを用いた研究
新たな結果	先行研究では未知であった，あるいは先行研究と異なる結果

（2） 研究の種類

　研究をデザインするためには，設定した問いを踏まえ，どのような種類の研究を実施するかを決めなければならない。研究にはさまざまな種類があり，研究領域によって分類が異なるが，基礎研究，応用研究，開発・実践（臨床）研究の3つに分類されることが多い（表2-2）。また，質的研究や量的研究，観察研究や介入（実験）研究，横断研究や縦断研究など，研究方法によっても分類される。さらに，現象を調査する記述研究，理論や仮説を作る理論（仮説）生成研究，仮説を検証する仮説検証研究など，研究や科学的認識の発展段階により区分することもある。

　科学的根拠（エビデンス，evidence）の重要性は，医学のみならずさまざまな分野に広がっており，なかでも，集団を対象とし健康に関するエビデンスを生み出すことを目的とした研究は疫学研究として分類されている。一方，基礎研究は主にメカニズムの解明を目指すものである。疫学研究の詳細については第3章に譲るが，エビデンスレベルは研究デザインと密接に関わる（図2-2）。臨床研究においては，エビデンスレベルが高いほど研究の価値が高いとする考えが散見されるが，これはエ

表2-2　研究の種類

種類	目的	特徴
開発／実践／臨床研究	現場で役立てる 新システムの提供	非常に必要的 背景が複雑で普遍性に欠ける
応用研究	実用性，応用性の探究	有用，実用的 普遍性に乏しい
基礎研究	メカニズムの解明 新しい現象の発見	普遍的，理論的 有用性が不透明
種類	目的	特徴
質的研究	現象の質的理解	構成主義 数値で評価が困難
量的研究	現象の量的理解	実証主義 数値で評価が可能
混合研究	現象の質的・量的理解	質的・量的両側面で評価可能 実施が困難

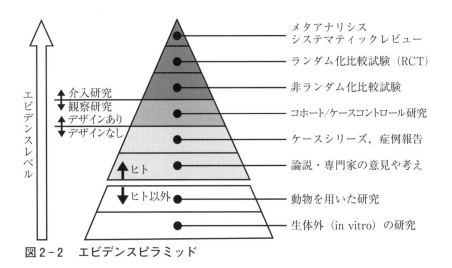

図2-2　エビデンスピラミッド

ビデンスを得ることが目的の場合であり，すべての研究領域に当てはまるものでも，ましてや基礎研究の価値が低いということでもない。メカニズムの解明を目的とする基礎研究の積み重ねなくしてエビデンスを得ることは不可能であり，研究全体を車に例えると，基礎研究と疫学研究はその両輪にあたるといえる。研究の価値の評価は，研究の性質や領域によって異なる視点でなされるが，方法論の質の高さによる再現可能性，有益・有用性の高さ，ならびに新規性は，研究領域共通の評価項目であろう。

（3）　研究デザイン（介入研究）

　研究デザインを考える際には，考慮しなければならない要素がいくつかある。例えば，どのような研究参加者を選択するか，介入群と対照群をどう設定するか，暴露や介入条件はなにか，アウトカムはなにか，介入期間はどれくらいか，などであり，研究を行ううえでの実現可能性と照らし合わせながら決定することとなる。なお，研究デザインを見直したり見通しを立てたりするための予備実験の実施は非常に有用である。

　介入条件の効果を明らかにする場合は，介入群と対照群との比較は必須である。介入群しかない場合は介入前後の変化が示されるのみであり，

その変化が介入によるものなのか，時間経過によるものなのか，それとも季節の変化によるものなのかは不明なままであるからである。対照群との比較を行う際には，ランダム化比較試験（RCT, randomized controlled trial）やクロスオーバー試験が主に用いられる（図2-3）。RCT は，介入群と対照群への割り付けをランダムに行い，介入効果を調べる方法である。理論上，介入群と対照群の全ての項目が平均的に等しくなるため，比較の結果両群で差が見られた場合は介入の効果と捉えることができる。クロスオーバー試験は，研究参加者を介入群と対照群の2群に分けて介入を行い，一定の期間（ウオッシュアウト期間）を設けたのち介入群と対象群を入れ替えて再度介入を実施する方法である。RCT に比べて少ないサンプルサイズで実施することが可能で，身体的特徴などの群間の差を抑えることができるといったメリットがあるが，十分なウオッシュアウト期間をおくよう注意する必要がある。

　細胞やモデル動物を用いてメカニズムを明らかにする研究では，介入等により現象の鍵となる対象物質を絞り込んだのち，その物質の阻害剤を添加したり過剰発現させたりして，対象物質が必要不可欠であるか否かを検証し，メカニズムを解明することを目指す。これは，介入だけでは明らかにできなかった因果関係を検証する作業であり，時間や費用がかかるものの研究の価値を大きく高めることができる。なお，図2-2ではヒトを対象とした研究とモデル動物を対象とした研究が分けられて

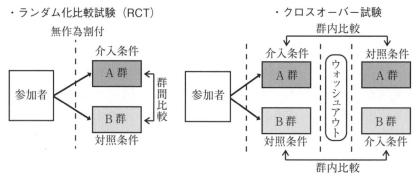

図2-3　研究デザインの例

いるが，RCT のようにランダムに介入群と対照群への割り付けを行う
手法は，モデル動物を対象とした場合も一般的に用いられている。

（4）　研究の限界

　研究のリソースは有限であり，どんな研究にも限界や制限が存在する。
例えば結果に選択バイアスが含まれている，サンプルサイズが小さい，
分析項目や精度が十分でないなどである。これら研究の限界を認めて率
直に示し，研究結果の過大解釈を防ぐことは重要である。さらに，研究
の限界が結果に及ぼす影響や，研究の本質を損なわないことを述べたう
えで将来の研究の方向性や代替法を提示することは，研究領域の発展に
繋がることが期待できる。

2.　健康・スポーツ領域における研究

　健康・スポーツ領域は，総合的・複合的な領域であり，いわゆる理
系・文系の両方の内容を併せもつ学問領域である。古くは運動の正の側
面である能力の向上が研究の中心であったが，近年は負の側面ともいえ
る不活動の影響も盛んに研究されている。つまり，人間の能力の限界を
問うようなアスリートを対象とした研究に加え，予防医学やリハビリ
テーションなどの医学的な内容をも併せもつ非常に範囲が広い研究領域
である。

　健康・スポーツ領域で扱う研究対象は多岐にわたり，細胞やモデル動
物のほか，ヒトでは若齢者や高齢者，患者，健常者，アスリートとさま
ざまである。また，血液や骨格筋などの生体試料を侵襲的に採取するも
の，呼気ガスや心拍数などの生体情報を非侵襲的に収集するもの，筋力
や歩行能力などのパフォーマンスを測定するものなど，分析対象も幅広
い。さらに，他の研究領域同様，近年は専門化・細分化が進み，高度に
専門化した研究・分析手法がさまざまに取り入れられており，発展を続
けている領域であるといえる。

（1） 細胞・モデル動物を用いた研究

　分子生物学や生理学，生化学的な研究では，C2C12などの市販の培養細胞株や，生体組織から単離した細胞を用いた研究が行われている。生体内は非常に複雑で，さまざまな組織や器官が連携して機能するため，メカニズムの解明が困難なことがある。また，運動のような全身的な刺激の場合，運動に伴うどの刺激（例えば，体温上昇，血流の増加，機械的な刺激など）が解明する現象の鍵となるのか，その現象を引き起こす直接的な物質やメカニズム（ホルモンやシグナル伝達物質の発現とその経路など）は何なのかを特定することは容易ではない。そこで，生体に比べてより単純な実験系で現象を解析可能なin vitro（もしくはex vivo）の研究手法として，培養細胞が利用される。

　培養細胞を用いた研究では，研究仮説を直接細胞で確認することができる。例えば，解明したい現象の鍵となると仮説した物質を直接培養細胞へ添加し，その影響を観察することで仮説の検証が可能である。しかしながら，培養細胞はあくまで生体内の疑似環境であり，実際はその物質のみが細胞へ影響するとは限らない点に注意しなければならない。また，たとえ添加した物質が仮説通りの現象を引き起こしたとしても，その物質の濃度が生体内で実現不可能な濃度であった場合は生体内で起きている現象の解明にはならず，あくまでもその物質が細胞に及ぼす影響を確認したに過ぎない。このように，培養細胞は，メカニズムの解明を目指す際に非常に強力な研究ツールではあるが，生体内の生理条件からは離れてしまっていることを頭に置き，「研究のための研究」に陥らないよう留意すべきである。

　ヒトに適用する前に安全性を確認する目的や，組織など一定量の生体試料を採取する必要がある場合には，モデル動物が用いられる。動物実験の実施に際しては，研究の意義および研究の必要性を説明できなければならず，健康・スポーツ科学領域では，運動条件後の生体試料を侵襲的に採取・分析してメカニズムの解明を目指す研究や，不活動条件など対象者の不利益が予想される研究などの場合にモデル動物が用いられることが多い。動物実験の実施は，「動物の愛護及び管理に関する法律[5]」，

「実験動物の飼養及び保管並びに苦痛の軽減に関する基準[6)]」，「研究機関等における動物実験等の実施に関する基本指針[7)]」などの法律や指針のもと，動物実験の国際原則であるいわゆる3Rに基づいて計画・実施される必要がある。3Rとは，Replacement，Reduction，Refinementの頭文字を取ったものであり，それぞれ「できる限り動物を供する方法に代わり得るものを利用すること（代替）」「できる限りその利用に供される動物の数を少なくすること（削減）」「できる限り動物に苦痛を与えないこと（改善）」を表す理念である。動物実験責任者は，上記を踏まえて研究計画を作成し，動物実験委員会や研究機関の長の承認を得て初めて研究が可能となる。

　培養細胞を用いた研究とは異なり，動物実験では生体内の生理条件下（in vivo）で研究を行うことが可能である。また，ヒトに比べて環境や遺伝条件を同一にすることが容易で，研究結果に影響する因子をある程度制限することができる。しかしながら，動物実験の結果を種が異なるヒトにそのまま当てはめることはできない。それどころか，代表的なモデル動物であるラットやマウスにおいても，同じ齧歯類とはいえ結果を互いに外挿できるとは限らない。動物実験は，培養細胞やヒトでは不可能な研究を生体内の生理条件下で実施できる研究手法だが，その結果はあくまでもモデル動物での結果であり，ヒトのエビデンスとして直接採用されるものではないことに注意する必要がある。

（2）　ヒトを対象とする研究

　健康・スポーツ科学領域におけるヒトを対象とした研究は，「人を対象とする医学系研究に関する倫理指針[8)]（表2-3）」や，世界医師会の「ヘルシンキ宣言[9)]」の理念に基づいて行われる。また，対象者の人権および尊厳を重んじ，個人情報の保護に留意する必要があり，米国NIH（National Institute of Health）のEmanuelらが提唱した「臨床研究倫理の7要件[10)]（表2-4）」や，同じく米国のベルモント・レポート（Belmont Report）における3つの倫理原則である，人格の尊重（respect for persons），善行（beneficence），正義（justice）も考慮す

表2-3　人を対象とする医学系研究に関する倫理の基本指針[8]

1．社会的及び学術的な意義を有する研究の実施
2．研究分野の特性に応じた科学的合理性の確保
3．研究対象者への負担並びに予測されるリスク及び利益の総合的評価
4．独立かつ公正な立場に立った倫理審査委員会による審査
5．事前の十分な説明及び研究対象者の自由意志による同意
6．社会的に弱い立場にある者への特別な配慮
7．個人情報等の保護
8．研究の質及び透明性の確保

表2-4　研究倫理の7要件[10]

1．社会的／科学的価値（Social or Scientific Value）
2．科学的妥当性（Scientific Validity）
3．適正な対象者選択（Fair Subject Selection）
4．適切なリスク／利益バランス（Favorable Risk-Benefit Ratio）
5．第三者審査（Independent Review）
6．インフォームドコンセント（Informed Consent）
7．候補者を含む対象者の尊重（Respect for Potential and Enrolled Subjects）

るべきである。

　健康・スポーツ科学におけるヒトを対象とした研究には，実験室で測定を行うものと，スポーツ現場などのフィールドで測定を行うものとがある。例えば，筋力や持久力などの基礎的な体力要素の測定や，低酸素環境などの特定条件暴露を要する研究など，測定機器や測定環境を要する場合は実験室で行われる。一方，ゲーム中の運動負荷測定や行動分析など，フィールドでなければ実施できない研究もあり，測定場所は研究目的に応じて選択される。なお，測定場所にかかわらず，日内変動（測定時刻）や栄養条件（食事制限）などの影響が予想される指標を測定する場合は，それらを統一した実験計画を立案するべきである。

① 実験室で行うもの

　実験室での測定は，温度や湿度などの環境をコントロールできるうえ，トレッドミルや筋力測定機などを用いることで生体情報の収集条件を同一に揃えることが可能である。これは，対象者間のデータのバラツキを抑制することにつながる。また，多くの非携帯型測定装置を利用でき，分析できる項目や精度が増す。しかしながら，実験室での測定結果はあくまで実験環境下で得られる指標であり，実際のスポーツや臨床現場での測定結果とは異なる可能性があることに留意する必要がある。例えば，歩行運動や走運動時のフォームはトレッドミルとフィールドでは異なることが知られており，研究目的によっては注意が必要である。

　目的とする測定項目を正しく評価するためには，実験条件の設定を慎重に行うべきである。例えば，全身持久力の指標である最大酸素摂取量を測定する場合，トレッドミルによる走運動を用いるか，それとも自転車エルゴメータによる自転車運動を用いるかで結果は異なる。また，負荷方式（滑らかなランプ負荷や階段状のステップ負荷）や負荷の増加量のほか，疲労の影響を排除可能な測定時間の設定などにも配慮を要する。さらに，対象者の体力レベル差が大きい場合，すべての対象者の最大値を測定できる負荷条件を設定する必要があり，さまざまな方面から実験条件を設定しなければならない。

② フィールドで行うもの

　フィールドでの測定は，天候や測定場所，測定装置などの点で制限を受ける。また，他の施設利用者や通常業務，試合進行などへの配慮を要する。したがって，実験室での測定に比べ測定項目が制限される場合が多いが，実際のスポーツや施設現場でなければ得られないデータを入手することができる。例えば，ゲーム中に選手がどう動きどの程度の運動負荷で活動しているのかは，フィールドでゲーム中に測定しなければ明らかにすることができない。同様に，歩数計などで日常生活活動量を測定する場合も，実験室で行うことは不可能である。これらフィールドにおける測定は，装着する測定装置が行動を制限したり誤作動したりしな

いよう配慮する必要がある。

　いわゆる「ゴールドスタンダード」と呼ばれる信頼度の高い評価項目は，機器が高価で使用が煩雑であることや，実験室でのみ利用可能であることが多く，フィールドや実験設備のない施設では利用が困難なことが多い。そのため，ゴールドスタンダードに代わる安価で使用が容易な評価指標の開発が研究目的とされることがある。そのような研究の場合，新たに開発した評価指標の精度や価格，操作性などの点で「現場で使えるか」が焦点となることがほとんどである。精度評価は，開発した指標とゴールドスタンダートとの相関関係や，開発した推定式の誤差量などを用いて行われることが多いが，ゴールドスタンダードの絶対値に近づける必要があるのか，それとも変化量や変動が近似していればよいのかなど，研究目的や指標の性質によって評価方法を検討する必要がある。また，推定式作製の基礎資料となった集団とは異なる対象者を別途設け，開発した評価法の精度評価を行うべきである。一方，「現場で使えるか」について評価する場合は，研究対象者は被測定者ではなく評価法の使用者（測定者）であることに注意し，測定者の個人内および個人間の誤差や，開発した方法が他の日常業務へ及ぼす影響について検討することになる。例えば，熟練を要さずに安定した評価が可能であるかや，測定に必要な人数を削減できるかなどは，主に医療や介護の現場において重要な評価視点であるだろう。このような開発研究では，指標の精度評価とフィールドでのユーザーテストの両方を実施し，開発した指標のメリット・デメリットを示したうえで結論を示すのが望ましいと考えられる。

（3）　対象を複合的に用いる研究

　信頼性の高い研究を行うためには，細胞，モデル動物，ヒトなど，さまざまな対象を用いることが求められることがある。例えば，細胞で効果が認められた物質がモデル動物やヒトでも同様の効果を示すかを確認する場合や，ヒトで観察された現象のメカニズムの解明に培養細胞を利用するなどの場合である。このような研究は，レベルの高い学術誌への掲載が期待される反面，さまざまな研究設備ならびに時間と費用を要す

るため，複数の研究者や研究施設による共同研究として行われることがほとんどである。なお近年，基礎研究を実用化へと繋ぐ橋渡し研究（トランスレーショナル・リサーチ）が注目され，研究リソースを効率よく利用するための制度整備が進んでいる。

3. まとめ

　本章では，研究に取り組む際の注意点や，健康・スポーツ科学領域において考慮すべき点について，基礎・応用研究を中心に述べた。研究を行うには多くの知識や考え方を調査し，研究構想から論文を著すまでの各段階におけるスキルや能力が必要となる。研究は科学的根拠を示す作業であり，研究の原動力である想いや熱意が強ければ強いほど，冷静に研究をデザインし客観的な議論を行うよう注意しなければならない。また，研究の締めくくりである論文は，科学的な手続きに沿って結果や考察を述べ，それを世に問うものであり，決して自己アピールや努力の記録ではないことを忘れてはならない。

🔋 研究課題

1．修士論文のテーマがどの研究の種類に該当するか考えてみよう。
2．修士論文の研究限界とその改善法を挙げてみよう。

引用文献

1 ）近藤克則：集中講義第 2 回　良い研究の条件，総合リハビリテーション44：150-153，2016.
2 ）木原雅子，木原正博．現代の医学的研究方法：質的・量的方法，ミクストメソッド，EBP，メディカルサイエンスインターナショナル，東京，2012.
3 ）Delgado-Rodriguez M, and Llorca J. Bias. *J Epidemiol Community Health* 58: 635-641, 2004.

4） 近藤克則. 研究の育て方—ゴールとプロセスの「見える化」, 医学書院, 東京, 2018.

5） 環境省. 動物の愛護及び管理に関する法律 https://elaws.e-gov.go.jp/search/elawsSearch/elaws_search/lsg0500/detail?lawId=348AC1000000105. [2. 20, 2020].

6） 環境省. 実験動物の飼養及び保管並びに苦痛の軽減に関する基準 https://www.env.go.jp/nature/dobutsu/aigo/2_data/nt_h180428_88.html. [2. 20, 2020].

7） 文部科学省. 研究機関等における動物実験等の実施に関する基本指針 https://www.mext.go.jp/b_menu/hakusho/nc/06060904.htm. [2. 20, 2020].

8） 厚生労働省. 人を対象とする医学系研究に関する倫理指針 https://www.mhlw.go.jp/stf/seisakunitsuite/bunya/hokabunya/kenkyujigyou/i-kenkyu/index.html. [2. 20, 2020].

9） 日本医師会. ヘルシンキ宣言（和文）日本医師会訳 https://www.med.or.jp/doctor/international/wma/helsinki.html. [2. 24, 2020].

10) Emanuel EJ, Wendler D, and Grady C. What makes clinical research ethical? *Jama* 283: 2701-2711, 2000.

参考文献

① 近藤克則. 研究の育て方—ゴールとプロセスの「見える化」, 医学書院, 東京, 2018.

3 健康・スポーツに関する科学的アプローチ⑶
疫学研究

澤田　亨

　我々が生活する現代社会はさまざまな情報が溢れ，運動・健康・スポーツに関する最新の研究結果や実践法が数多く紹介されている。これらの情報を正しく理解し，個人のライフスタイルに応じて運動・スポーツを組み込むための基礎を築くためには，これらの情報の科学的根拠となる研究とはどのような研究で，また，どのような形で世の中に紹介されているかを知ることが重要である。

　本章では科学的根拠とは何かを理解するとともに，健康に関する科学的根拠を導き出す学問である「疫学」の基本を学ぶ。

　エビデンス（evidence）とは日本語では「根拠」のことである。本章で解説するエビデンスとは，科学界のルールに基づいて公表される「科学的根拠」のことを指す。我々が生活する現代社会はさまざまな情報が溢れ，数多くの健康情報がさまざまなメディアを通して発信されているが，「エビデンス」に基づいた健康情報は必ずしも多くないのが現状である。1990年代の後半から，医学の世界でこのエビデンスという言葉が脚光をあびている。患者を治療する時，本当にエビデンスに基づいて治療を行っているのか，いま一度治療のエビデンスを確認しよう，大切にしようという動きがEBMとして医学界に巻き起こっているのである。EBMとは evidence based medicine のことで，「科学的根拠に基づく医学」ということである。では，これまでの治療はエビデンスに基づいて実施されていなかっただろうか？　もちろん必ずしもそうではないが，エビデンスに関する理解が浅かった時代には「3た療法」など，臨床の現場で科学的根拠をあまり重視しない風潮があったことも事実のようである。「3た療法」とは，「使った」，「効いた」，「治った」という経験に基づいた治療のことである。例えば「腰痛」を例にこの「3た療法」を

見てみると，多くの人は病院に行かなくても，一定の時間さえ経過すれば自然に治ってしまう腰痛を経験しているのではないだろうか。「3た療法」では，ある医師が，たまたま自然に治癒する前に治療として湿布を実施した場合，「湿布した」，「治った」，「効いた」という経験をもつことになり，その経験が何度か繰り返されると，その医師は「湿布が腰痛を治した」と考えてしまうというものである。一方，なにかの薬を処方した場合は「ある薬を投与した」，「治った」，「効いた」となり，その医師は「薬が腰痛を治した」と考えてしまう。つまり，「3た療法」では，個人の限られた経験が次の患者に対する治療の「根拠」となってしまうのである。ではどのような治療方法が科学的な根拠に基づく治療法だろうか？　また，そのような科学的根拠に基づく治療法はどうすれば見つけることができるのであろうか？　EBM は，これらの疑問に答えて科学的根拠のある治療方法を医師に提供する方法を体系づけたものである。EBM の考え方は現在，医学にとどまらずさまざまな分野に広がっており，エビデンスに基づく政策立案（EBPM：evidence based policy making），健康政策（EBHP：evidence based health policy），公衆衛生（EBPH：evidence based public health），栄養学（EBN：evidence based nutrition），スポーツ科学（EBSS：evidence based sports science）などと呼ばれ，それぞれの分野におけるエビデンスの重要性が再認識されている。

1. 健康に関するエビデンスを生み出す疫学研究

　健康に関連するエビデンス（科学的根拠）を生み出す学問は「疫学」と呼ばれている。疫学は古くからある学問であるが，EBM（科学的根拠に基づく医学）の普及に伴って医学界に再認識されることになった学問である。この疫学は「ヒト集団における病気の原因を明らかにして，人の健康を守ることができる学問」である。この「病気の原因を明らかにする」という意味は，病気の原因と病気（結果）との関係，すなわち「因果関係」を明らかにするということである。つまり「ヒト集団における病気とその原因に関する因果関係を明らかにして，人の健康を守る

方法を見つけ出すことができる学問」が疫学である。

（1）　疫学の父

　イギリスの麻酔医であったジョン・スノウ（1813 – 1858年）は疫学研究によって多くの人をコレラから救ったことから「疫学の先駆者」と呼ばれている。インドの風土病であったコレラが人々の移動の活発化という時代の流れと共に何度もイギリスを襲っている。スノウが医師になってから数年たった1848年にイギリスでコレラが流行し約 5 万人が犠牲になっており，ロンドンでは 3 か月に約 1 万人が死亡している。当時はコレラの正体はまったく判明しておらず，多くの学者は悪臭がその原因であるという「瘴気説」を信じていた。この瘴気説は英国公衆衛生医療顧問であったトーマス・スミスが主張した説であるがこの説を裏付けるエビデンスは不十分であった。一方で，スノウはコレラの原因を徹底的に調査した疫学研究結果に基づいてコレラの原因は悪臭ではないことを証明する。

　当時のロンドンは多くの水道会社があり，同じ地区にそれぞれの水を供給するという競合状態であった。Lambeth 社はロンドンの中心を流れるテムズ川の上流の水を採取して供給し，Southwark 社およびVauxhall 社は下流の水を供給していた。スノウは水が汚染される可能性が高い下流から水を供給している Southwark 社および Vauxhall 社と契約している家屋の住民から多くのコレラ死亡者が発生すると考え，Lambeth 社と契約している家屋と比較した（表 3 - 1 ）。結果は明確で，テムズ川の下流から水を供給していた Southwark 社および Vauxhall 社

表 3 - 1　ロンドンの水道会社別に見たコレラ死亡率（1854年）

水道会社	家屋数	死亡者数	死亡率 （ 1 万家屋あたり）
Southwark 社 Vauxhall 社	40,046	1,263	315
Lambeth 社	26,107	98	37

は上流からの Lambeth 社と比較して明らかに死亡者が多く発生していた。スノウは疫学研究によって，飲料水とコレラ死亡率に因果関係があることを確認し，コレラの原因が悪臭の中ではなく飲み水の中に存在する可能性があることを示した。さらにロンドンのソーホー地区で多くの人がコレラの犠牲になった時にもスノウは疫学研究を実施している。スノウはソーホー地区においてコレラで死亡した人がどの井戸を使用していたかを家族や隣人に確認した。その結果，死亡者が共通して利用していた井戸を特定した。その井戸の水は当時の顕微鏡を使用して確認しても見た目には汚れていなかったためにスノウは，なぜこの井戸の水が死亡の理由であるかは説明できなかった。つまり，この水がコレラの原因であることは特定できても，なぜこの水がコレラの原因になるかについては不明のままであった。しかし，スノウはこの井戸の取っ手を取り外してこの井戸の水を飲めなくすることによって更なる犠牲者が出るのを防いだのである。取っ手のなくなった井戸はモニュメントとして今もソーホー地区に残っている（図3-1）。

　スノウは飲み水がコレラの原因になることについてのメカニズムに関

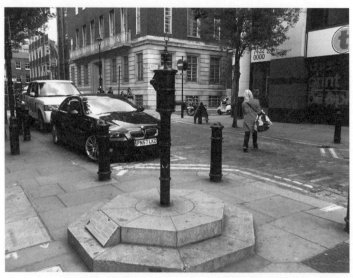

図3-1　John Snow の井戸のモニュメント（取っ手が取り去られた井戸）

するデータはなにも提供できなかったが，コレラの原因は悪臭ではなく
飲み水であることを示した。そして1866年に再びコレラが流行した時の
死亡者は約4,000人とスノウが研究結果を発表する前と比較して大幅に
コレラの犠牲者を減らすことに貢献した。スノウが45歳という短い人生
を終えた後，1883年にロベルト・コッホがコレラ菌を発見してスノウの
疫学研究結果に生物学的妥当性を与えた。この時点で，多くの研究者が
スノウの研究の素晴らしさを再認識することになった。つまりコレラ菌
が見つかる前にコレラ菌から身を守る手法を見つける方法があることを
認識したのである。そして，原因不明の病であっても疫学研究によって
自分たちの身を守ることが可能になるということを知ったのである。

（2）　日本の疫学の父

　海軍の軍医であった高木兼寛（1849 - 1920年）は疫学研究によって多
くの人を脚気（かっけ）から救ったことから「日本の疫学の先駆者」と呼ばれてい
る。高木はジョン・スノウを生んだイギリスで疫学を含む医学を学び，
1880年に帰国している。その当時，結核と並ぶ2大国民病と言われてい
た脚気の海軍における発症率は23％であり，海軍にとって大きな問題に
なっていた。当時は脚気の正体はまったく判明しておらず多くの人達は
病原菌（脚気菌）がその原因であるという「脚気伝染病説」を信じてい
た。一方で，高木は脚気について徹底的に調査し，自分自身の具体的な
研究に基づいて脚気の原因は病原菌ではないことを証明する。高木の疫
学研究の結果を表3-2に示す。龍驤（りゅうじょう）は太平洋の各地を272日かけて航
海し，航海中に169人が脚気に罹患，そのうち23人が死亡するという悲
惨な経験をした船である。高木はこの龍驤のケースを対照群にした比較

表3-2　航海中の食事内容と脚気罹患および死亡率の関係

船名	食事内容	航海日数	乗船者数	脚　気 患者数	脚　気 死亡者数
龍驤	白米中心	272	378	169	23
筑波	米麦混合	287	333	15	0

研究を行った。具体的には，龍驤とほぼ同じコースを，ほぼ同じ期間を
かけて筑波号で航海し，白米に麦を混入させた食事に脚気を予防する効
果があるかどうかを確認した。この疫学研究によって高木は，白米に麦
をまぜることによって脚気が予防できることを証明したのである。1880
年における海軍における脚気の発生率は23％であったが，1885年におけ
る発生率は0.6％であり，高木の疫学研究以降，海軍における脚気発症
はほぼ撲滅されている。高木が疫学研究によって明らかにしたことは，
ヒト集団（海軍の人達）における，麦の摂取と疫病（脚気），の間に，
原因と結果の関係（因果関係）があることを，メカニズム抜きに明らか
にして，海軍の人達を守る方法を見つけ出したことである。脚気発症の
メカニズムがわかったのは高木が介入研究の結果を発表してから20年以
上たってからである。1910年に抗脚気因子の存在が確認され，1912年に
この抗脚気因子がビタミンと命名されたのである。つまり脚気はビタミ
ン不足が原因であったことが判明したのである。

（3） 因果推論

　疫学は「ヒト集団における病気とその原因の因果関係を明らかにして，
人の健康を守る方法を見つけ出すことができる学問」であり，正しく因
果関係を推論することが重要である。
　夜帰宅して部屋のスイッチを入れると部屋の電気が点灯する。日常生
活でよくある出来事であるが，因果関係という見方をしてみると，「ス
イッチ」が原因で，「点灯」が結果になる。そして両者の関係，つまり
「スイッチを入れると電気が点灯する」ということが「因果関係」であ
る。健康情報に関する因果関係は，原因が「健康によいと考えられる行
動」，そして，その行動よって得られた「効果（成果)」が結果になる。
例えば，特定のヒト集団を対象に，「身体活動の実施」と「がん死亡率
の低下」に因果関係があることを確認したとすると，この疫学研究は
「身体活動の実施によってがん死亡が予防できる可能性がある」といっ
たエビデンスになる。
　因果関係を推論するうえで重要なポイントがいくつか存在する。1つ

めは「関連の時間依存性」である。簡単に言えば，「原因の後に結果が
くる」ということである。例えば，部屋のスイッチを入れる前に電気が
ついたとすると，両者の間に因果関係が存在しない，あるいは他にも因
果関係をもつスイッチが存在する可能性が高くなる。したがって，疫学
研究結果を解釈するうえにおいて，この「関連の時間依存性」が大変重
要になる。2つめのポイントは原因の程度が強く（弱く）なるに従って
結果の程度が強く（弱く）なるという「量反応関係」の存在である。ス
ノウや高木の研究ではこの量反応関係は報告されていないが，汚染され
た水を飲む頻度が多い群ほどコレラの罹患率が高いといった関係や，麦
混合食を食べる頻度が多いほど脚気の罹患率が低いといった関係が確認
されていればそれぞれの因果関係の存在が強く推測される。さらに「生
物学的妥当性」の存在も因果関係を推論するうえで重要なポイントにな
る。先のスイッチと電気の因果関係については（生物ではないが），メ
カニズム（電気がつく仕組み）が明確になっているので両者の因果関係
を疑う人はほとんどいないが，「身体活動の実施」と「がん死亡率の低
下」の因果関係についてはメカニズム（がんが予防される仕組み）が明
確になっていないことから，身体活動の実施によってがん死亡率が低下
したという研究結果を疑う人が出てくる。しかしながら，疫学の大きな
特徴はメカニズムがよくわからなくても病気（あるいはケガ）とその原
因の関係を明らかにできることであり，もっともらしい生物学的妥当性
が存在することは重要なポイントではあるが必ずしも因果推論において
必須の条件ではないのである。

（4）　メカニズムの研究

　疫学は「ヒト集団を対象にメカニズム抜きに病気とその原因の因果関
係を明らかにして，人々の健康を守る方法を見つけ出すことができる学
問」である。では，メカニズムを明らかにする研究の役割はどのような
ものだろうか？　それは，疫学研究によって導き出された因果推論をよ
り確実なものにし，さらに多くの人々の健康を守ることにつなげること
である。例えば，疫学研究者がメカニズムはわからないけれど人々の

「がん」を予防する可能性がある飲み物を見つけたとする。疫学研究者は安全であることさえ確認できればためらわずに多くの人々にその飲み物を紹介し，「がん」から多くの人々を救うことに貢献すべきであると考えられる。一方，メカニズムの研究者たちは，発見された「飲み物」と「がん」の間にあるメカニズムを明らかにすることに取り組むべきであろう。そして，その「飲み物」がなぜ「がん」を予防するのかを明らかにすることによって，両者の因果関係の信 憑 性が確実なものになるとともに，効果的な摂取方法を見出したり，その飲み物から抽出した物質から新たな薬を作ることによって更に多くの人々を「がん」から救うことが可能になる。このように，メカニズムの研究の役割は因果推論に「生物学的妥当性」を与え，因果推論をより確実なものにするものであって，因果関係を明らかにするものではないことに注意することが必要である。例えば，試験管内やネズミを使った実験で，ある物質を投与すると「がん細胞」を死滅させる物質の存在を明らかにしても，この研究がある物質と「がん死亡率低下」の因果関係に関するエビデンスにはならない。なぜなら，その物質がヒトのがん死亡率を低下させるかどうかは，ヒト集団を対象にその物質を投与して，実際にがん死亡率が低下するか確認する以外に真の効果は確認できないからである。テレビのコマーシャルや雑誌の広告等を見ていると，時々，メカニズムを調査した研究結果を引き合いに出して，「AがBに関連するCを改善した（機能を高めた），だからAはBに効く」というようなコメントや解説を耳にする。もっと具体的に表現すると，「『A』という物質が，がん細胞を死滅させるといわれる体内の『抗酸化能力（C）』を高めることを動物実験で確認した，だから『A』という物質が入っている当社の製品は『がんを予防（B）』する」といった例である。エビデンスとはヒト集団を対象に「○○と△△」の因果関係を直接調査したものである。「○○と□□」の関係だけを確認したメカニズムの研究結果に基づいた三段論法（AはBである。BはCである。よってAはCである）については参考程度にとらえておくことが必要である。そして，メカニズムの研究は，疫学研究によって明らかにされた因果推論に「生物学的妥当性」を与え

るものとして参考にすることが重要である。

2. 原著論文

　科学の世界における科学的根拠（エビデンス）とは「原著論文」のことである。自然科学の修士号を取得するためにはほとんどの大学院において修士論文の作成が義務づけられている。修士号取得希望者はこの修士論文の作成を通じて原著論文の作成方法，つまりエビデンスの作成方法を学ぶことになる。そして，修士論文を作成するにあたって修士論文のテーマに関する原著論文（エビデンス）をすべて収集し，読み込み，理解することになる。つまり，修士号取得者とは，エビデンスの作り方を理解しているとともに，修士論文のテーマに関するエビデンスを知り尽くした専門家のことである。

（1）　個人的な意見や体験

　個人的な意見や体験談が記載されたものは原著論文ではなく，「もちろん」エビデンスになりえない。テレビの健康器具や健康食品でこの体験談が製品の良さ（効果ではない）を伝えるためによく利用されているが，あくまでも参考情報である。体験談は身近に感じやすい分，信じやすくて注意が必要である。商品の販売等に体験談が利用されている場合は気がついても，そうでない場合は気がつかずに体験談や体験から得られた情報を信じてしまうことがある。例えば，前述した「3た療法」は体験から生まれた医学療法である。つまり，限られた体験（湿布した，効いた，治った）に基づいて治療の有効性が信じられてしまうという例である。体験談については，信頼性が高くないことはすぐに理解できることであるが，意外とおちいりやすい落とし穴（ピットフォール）であり注意が必要ある。特に有名な研究者や学会等の権威者の意見であっても，その意見が原著論文に基づいて発信されたものでなければエビデンスに基づいた情報とはなりえない。意見の鵜呑みは注意が必要なピットフォールである。

（2） 学会発表

　学会発表も注意が必要なピットフォールである。学会発表は参考情報であり，エビデンスにはならない。「学会で発表した結果」と聞くと「信頼性が高い結果」，あるいは「学会が認めた結果」のように感じてしまうかもしれないので注意が必要である。多くの学会発表には発表にあたっての審査がなく，学会員であれば信頼性の低い研究結果でも簡単に発表することが可能である。また，ほとんどの学会は会費さえ払えば学会員になることが可能である。したがって，学会発表というだけでは参考程度の情報ととらえておくことが大切である。多くの研究者は，学会発表した内容が自分でも満足のいくものであれば，学会発表した後に学会誌に投稿する。そして，学術誌の審査に合格した後に原著論文として報告されることになる。審査に時間がかかることがあったり，研究者が忙しかったりすると論文として報告されるまでに数年かかることも珍しくはないが，ちゃんとした研究であれば，いずれ原著論文になる。一方で，原著論文にならない学会発表結果もたくさん存在し，原著論文にならない場合は，次の3つが考えられる。

　① 学会発表した内容が自分で満足のいくものでない場合
　② 学会発表した内容が論文の審査を通過できない低いレベルの研究
　　 であった場合
　③ 発表者が学会発表と論文報告の意味を正しく理解していない場合

1 ）不十分なレベルの研究（①のケース）

　このケースは，現状の内容では自分で満足はできないレベルであるが，他の学会員から参考になるコメントや情報を入手して内容のレベルアップに役立てようと考えて発表するケースである。この場合は，コメントや情報を入手して研究の質を高めるための改善を行った後に論文として発表される可能性がある。また，学会に参加するために現在実施している研究の途中報告をするような場合もこのケースに入る。学会は研究を発表する場でもあるが，シンポジウムや教育講演などを聴いて勉強する場でもある。また，研究仲間との情報交換をする場でもある。学会発表をしないと学会参加費や交通費の支給が受けられない（受けにくい）大

学や研究所に所属する研究者から，苦肉の策として中途半端な研究結果が報告される可能性もある。あるいは，研究業績としての学会発表数を稼ごうとする研究者からも中途半端な研究結果が報告される可能性もある。

2）低いレベルの研究（②のケース）

　このケースは，論文として採用されるには研究の質が低いというケースである。学術論文（以下，論文）とは，学術雑誌（学会が発行している場合は学会誌）による査読制度に基づく審査（査読）に合格し，学術雑誌に掲載された論文のことである。言い換えれば，査読に合格した論文以外は参考情報であり，エビデンスになりえない。一般的な査読は，学術雑誌の編集委員会と2人の審査員（査読者）によって実施される。学術雑誌に投稿された論文には編集委員会，あるいは編集委員長の判断で担当編集委員が決定される。担当編集委員は，投稿された論文のテーマと類似したテーマを専門とする研究者2人を選定する。2人の査読者は担当編集委員の依頼に従って投稿論文を審査する。そして論文の質が低いと判断された論文は不採択（リジェクト）候補となる。採否の最終的な判断は担当編集員もしくは編集委員会（あるいは編集委員長）が行うが，通常，査読者2人ともがリジェクト候補と判定した論文は高い確率でリジェクトになる。査読者1人がリジェクト候補，もう1人が採択（アクセプト）候補と判定した場合は3人目の査読者に論文が回され3人の査読者による審査となる。そして，3人の査読者の意見を参考に最終的に担当編集員もしくは編集委員会がリジェクトかアクセプトを判定する。査読とは単純な審査だけではなく，アクセプト候補となった場合，ほとんどの論文は査読者および担当編集委員からさまざまな論文修正の指示を受け，投稿者はこれらの指示に従って1つひとつ論文を修正することになる。論文によっては何度も査読者および担当編集員から論文修正の指示を受け，アクセプトまで数年かかることもある。多くの学術雑誌は，原著論文を受け取った日とアクセプトされた日を論文上に記載しており，その論文がどのくらいの時間をかけてアクセプトされたがわかるようになっている。以上のような過程を経て，査読を無事通過した論

文だけが学術雑誌に掲載される。したがって，質の低い研究はこの査読を通過することができず学会発表で終わってしまうことになる。

3）学会発表者が学術報告のルールを知らない場合（③のケース）

信頼できる科学情報とはエビデンス（科学的根拠）に基づいた情報であり，科学界のルールに基づいて発信されている情報である。そして，この発信ルールとは「学術雑誌に原著論文として報告する」というものである。学会発表者やその関係者がこのルールを知らない場合は，学会発表で公表を終了してしまうという可能性がある。この場合はルールに基づいて査読を受けることがなく，また，そのためにエビデンスになることもないのである。このケースはまれであると考えられるが，学会発表された内容が真に素晴らしい場合には科学界，あるいは世界にとってとても残念なことである。

（3）　原著論文はすべてが質の高いエビデンスとは限らない

学術雑誌に論文として掲載されるためには査読を受け，その査読に合格する必要がある。しかしながら，査読に合格したといっても査読にはさまざまなレベルがあり，簡単な査読があれば，超難関な査読も存在する。多くの人に自分たちの研究を発信したいと考える研究者は，多くの人が読んでいる学術雑誌に論文を投稿する。その結果，多くの人が読んでいる学術雑誌には多くの論文が投稿されることになり，その結果として査読のレベルが厳しくなっていくという現象がおきる。そして質の高い論文だけがその査読を通過し，アクセプトされることになる。逆に言えば，質の低い論文は多くの人が読んでいる学術雑誌には掲載されない，つまり，リジェクトされるということになる。

ではどのようにして多くの人が読んでいる学術雑誌を見つければいいのであろうか。このような場合，多くの研究者はその雑誌のインパクトファクター（impact factor）を参考にしている。インパクトファクターとは，学術雑誌の影響度を測る指標で，その学術雑誌に掲載された論文が平均して何回引用されたかを示す指標である。引用されるとは，他の論文の中で紹介されることであり，紹介された論文の巻末に引用文献と

A＝2018年に掲載された論文数（100本）

B＝2019年に掲載された論文数（150本）

C＝2018年・2019年に掲載され論文が,

　　2020年に原著論文に引用された延べ回数（900回）

2020年のインパクトファクター＝C÷（A＋B）

　　算出例：900回÷（100本＋150本）＝3.6

　　以上より，○○学会誌のインパクトファクターは「3.6」となる

図3－2　2020年における○○学会誌のインパクトファクター算出例

してリストアップされることである。重要な先行研究を引用することは論文の基本事項であり，質の高い論文は必ず類似したテーマの論文で引用されることになる。そのため質の高い論文を数多く掲載している学術雑誌のインパクトファクターはおのずと高くなっていくことになる。インパクトファクターの算出方法はとても単純なものである（図3－2）。インパクトファクターの算出は引用された回数を直前の2年間に限定している点や，研究者が少ない分野の学術雑誌は引用される件数が少ないなどの課題があるが，影響度の高い学術雑誌かどうかを判断するために多くの研究者が参考にしている指標である。そして，影響度の高い学術雑誌に掲載されている論文は厳しい査読を通過した論文であることからインパクトファクターを判断材料に論文の信頼性を評価しても大きくはずれることはないと考えられる。逆にインパクトファクターが非常に低い雑誌や，インパクトファクターを付けるための基準をクリアーできないことからそもそもインパクトファクターがついていない雑誌については，論文の審査が厳しい可能性は低く，その雑誌に掲載された論文は玉石混淆であり，しかも，「玉」である可能性は低いということになる。つまり，査読を通過した論文であっても必ずしも質が高い論文であるとは限らないということである。

（4）　影響度の高い学術雑誌

　科学界をにぎわせた事件としてSTAP細胞（刺激惹起性多能性獲得

細胞）の発見，そしてその後の論文撤回という出来事がある（2014年）。STAP細胞の発見を報告した論文は影響度の高い学術雑誌である「ネイチャー（Nature）」に掲載された。2018年におけるネイチャーのインパクトファクターは「43」であり，正に世界でトップレベルの学術雑誌である。そのようなトップレベルの雑誌がアクセプトした論文，つまり厳しい査読を通過した論文であったことからSTAP細胞は本当に存在するのではないかと世界中の研究者やマスコミが信じることになったのである。これがインパクトファクターが「1」程度の雑誌にアクセプトされた論文での出来事であれば，あのような騒ぎにはならず，一部の専門家の間だけの話題で終わったのではないかと考えられる。

医学の世界では「ビッグ・スリー」と呼ばれる世界最高峰の学術雑誌が存在する。The New England Journal of Medicine（NEJM），The Lancet，The Journal of the American Medical Association（JAMA）の3誌である。2018年におけるそれぞれのインパクトファクターは，「71」，「59」，「51」であった。スポーツ医学関係では，例えばアメリカスポーツ医学会の学会誌であるMedicine and Science in Sports and Exercise（MSSE）のインパクトファクターは「4」，イギリスのBritish Journal of Sports Medicine（BJSM）という雑誌は「12」である。医学のビッグ・スリーと比較すると低いインパクトファクターだが，それでも多くの研究者が引用している論文を掲載している雑誌であることがわかる。

（5） 日本語の学術論文と学術雑誌

インパクトファクターは世界中の学術雑誌の影響度を測る指標である。そのため，英語で記述された論文はより多くの読者によって読まれ，そして引用されることになる。その結果，高いインパクトファクターを得ることができる。一方，日本語で書かれた論文は，例え図表や抄録を英語で記載したとしても日本人以外の科学者によって読まれる可能性は低く，その結果引用されることもほとんどないという状況になり，低いインパクトファクターになってしまう。したがって，日本語で書かれた学

術論文についてはインパクトファクターを利用して論文の質を確認するという手っ取り早い判断方法が使えない。また，掲載されている論文は玉石混淆という状況であり，論文の中身をしっかり吟味して質が高いかどうかを判断することが必要になる。

（6）　英語が得意でない人が英語の論文の内容と質を確認する方法

　前述のようにインパクトファクターが高い学術雑誌に掲載された論文は英語で記載されているケースがほとんどである。英語が得意であればこのような論文はインターネットの論文検索サイトであるGoogle Scholar（Google社）やPubMed（米国国立医学図書館）を使用すれば簡単に検索することが可能である。英語が得意でない場合は，以下のような方々を使えば質の高いエビデンスを入手することが可能である。

　インパクトファクターが高い学術雑誌に掲載された論文は，質が高い論文である可能性が高く，質が高い論文の内容は，「誰かが」雑誌やインターネットを通じて日本語で紹介する可能性が高い情報である。多くの場合，質の高い論文の内容はいくつかの紹介記事が複数のメディアから発信される。この情報を拾い出せれば，質が高い英語の論文の内容を知ることができることになる。この情報を拾い出すコツは，その情報の出典，つまり出所（でどころ）となった学術雑誌を確認し，「出所が確認できない」，「出所が学術論文でない」，「学術論文であっても対象がヒトでない」という健康情報は参考情報に留める。そして，このいずれにも該当しなかった場合に，その論文が掲載されている学術誌のインパクトファクターを確認すれば，拾い出した情報，つまり，英語の論文の質が確認できることになる。

3.　叙述的レビューとシステマティック・レビュー

　エビデンスの内容や質を確認する場合，論文を1つずつ確認する方法以外に関連のある原著論文をまとめて紹介しているレビュー（review）を確認する方法がある。レビューには2種類あり，研究の紹介記事である叙述的レビュー（narrative review）と「研究の研究」であるシステ

マティック・レビュー（systematic review）がある。叙述的レビューは「解説」や「総説」と呼ばれることが多く，学術雑誌の特集等，研究の紹介記事として掲載されていることが多い。叙述的レビューを読めば多くの論文が紹介されており，容易に研究情報を得ることが可能であり便利なものであるが，著者の好みで論文が収集されて紹介されている可能性があることや，査読を受けていないことがほとんどであることから，記事の内容については参考情報と考える必要がある。そして，叙述的レビューで紹介されている個々の論文の内容や各論文が掲載されている学術雑誌のインパクトファクターを確認することによってエビデンスの質を確認することが重要である。一方で，「研究の研究」であるシステマティック・レビューは「研究」であることから原著論文の一種であり，査読を受けてアクセプトされた論文である。インパクトファクターの高い学術雑誌に掲載されているシステマティック・レビューは一定のルールの下で質の高い論文が集められたものであると考えて間違いないと思われる。疫学研究の結果はヒト集団を対象に実施されたものであることから多くの研究実施上の制約を受けた研究であることが多い。そのために数本の論文の研究結果から因果推論を行うのは危険である。したがって，数多くの研究結果をまとめて評価することが重要となる。システマティック・レビューは数多くの質の高い論文を統合して再解析したメタ解析（meta-analysis）の結果が報告されていることが多く，このメタ解析の結果は科学界では最も信頼できるエビデンスだと考えられている。

4. まとめ

　科学の世界における科学的根拠（エビデンス）とは「原著論文」のことであり，修士論文を作成する場合は修士論文のテーマに関するすべての論文を収集し，読み込み，理解することが重要である。また，我々が生活する現代社会はさまざまな健康情報が溢れているが，修士号取得者（健康専門家）の立場で健康情報を理解する場合は，その情報がエビデンスに基づいて発信されたものか，疫学研究結果か，エビデンスの質はどのくらいのレベルか，他にも同様な研究結果が報告されているか，メ

タ解析の結果が報告されているか，などを判断することが重要である。

研究課題

1. 緑茶あるいはコーヒーと健康に関する科学的根拠（原著論文）があるかどうか探してみよう。
2. 身近で目についた健康情報に科学的根拠（原著論文）があるかどうか探してみよう。
3. 手元にある原著論文が掲載されていた学術雑誌にインパクトファクターが付いているか，ついている場合はいくつか確認してみよう。
4. 修士論文のテーマに関連する叙述的レビューやシステマティック・レビューがあるか探してみよう。
5. 修士論文のテーマに関連する叙述的レビューとシステマティック・レビューを比較してみよう。

参考図書

① 中村好一．基礎から学ぶ楽しい疫学（第3版），医学書院，東京，2012.
② 佐々木敏．わかりやすい EBN と栄養疫学，同文書院，東京，2005.
③ Sandra Hempel，（杉森裕樹，大神英一，山口勝正訳）．医学探偵ジョン・スノウ，日本評論社，東京，2009.
④ Steven Johnson，（矢野真千子訳）．感染地図，河出書房新社，東京，2007
⑤ 吉村昭．白い航跡（上下），講談社，東京，1994.
⑥ 山崎茂明．論文投稿のインフォマティクス，中外医学社，東京，2003.
⑦ 岩下愛，山下ユミ．図解 PubMed の使い方（第6版），日本医学図書館協会，2013.

4 | 健康・スポーツの生理学⑴
細胞と恒常性

関根　紀子

　細胞は生命体を構成する基本単位であり，ヒトの身体はおよそ200種類，37兆個ものさまざまな細胞が集まってできている。また細胞は，生命活動の最小基本単位でもあり，栄養素や酸素などの必要な物質を取り入れて利用し，不要な代謝産物などを細胞外へ排出する機能をもつ。細胞が生命活動を行うためには，体内を適切な環境に調節する必要があり，器官などの臓器が連携してその働きを担っている。本章では，細胞の構造と機能について解説するとともに，体内環境を適切に保つ恒常性について理解することを目指す。

1. 細胞の構造と機能

（1）　細胞・組織・器官

　我々の身体は階層構造をもっている。ヒトの身体は，1つの受精卵が分裂を繰り返すことにより多様な細胞へと分化することから始まる。細胞は，分化が進むにつれてさまざまな機能や形態をもつようになり，同様の形態や性質をもつ細胞が集まって組織となる。さらに組織が複数組み合わさって特徴的な機能をもつ器官となり，これら器官が寄り集まって一連の機能を担う器官系となる。こうしてできた器官系が集まってヒト（個体）となるのである。

　ヒトの組織は，各器官の表面を覆う上皮組織，筋細胞からなる筋組織，神経細胞からなる神経組織，その他結合組織に分けられる。器官は臓器とも呼ばれ，胃や脳，心臓などがそれにあたる。また，消化器系や循環器系，呼吸器系などといった同様の機能をもった器官や一連の機能を担う器官をまとめて器官系と呼ぶ。体を形作る器官の働きは複雑であり，神経系や循環器系，内分泌系はこれらを調節する役割を果たす。

（2）　細胞の基本構造

　すべての生物は細胞によってできている。細胞は，原始的な生命である単細胞生物では個体そのものであり，ヒトのような多細胞生物では体を形作る基本単位である。ヒトの身体を構成する細胞はおよそ200〜300種類におよび，その大きさは直径数 μm から200μm とさまざまである。種類によって細胞の大きや形は異なるが，遺伝子を有する核，細胞質（cytoplasm），細胞膜（形質膜）からなる基本構造は同じである（真核細胞）。赤血球は例外的に核を有していないが，これは細胞が成熟する過程で核を失う（脱核）ためでり，核をもたない原核細胞に分類される。

　ヒトの体を構成する真核細胞は，2重のリン脂質の層で構成された細胞膜で覆われ，その内部には核と細胞質がある（図 4 - 1）。細胞質には，リボソーム，ゴルジ複合体（ゴルジ体，ゴルジ装置），ミトコンドリア，リソソーム，小胞体などの細胞小器官（オルガネラ）があり，これらの間を細胞質基質（cytosol，サイトゾル）が埋めている。

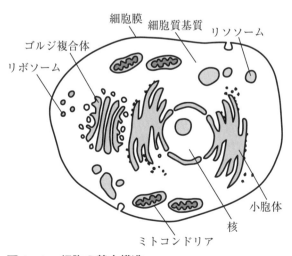

図 4 - 1　細胞の基本構造

（3）　細胞の機能

　細胞は，内部に代謝など生命活動を担う仕組みをもち，自己再生と自
己複製を行うための遺伝情報と，それを発現する機能が備わっている。
自己複製能のほか，他の種類の細胞に分化する多分化能をもつ細胞は幹
細胞と呼ばれ，再生医療などの分野で研究が進んでいる。

①　核

　核は二重膜の核膜で覆われており，その内部には核小体と染色質（ク
ロマチン）がある。核小体では，DNA（デオキシリボ核酸，deoxyri-
bonucleic acid）とRNA（リボ核酸，ribonucleic acid）の2種類の核酸
が作られる。DNAは遺伝情報の伝達や保有の役割を担っており，タン
パク質合成のための設計図（アミノ酸配列）もここに格納されている。
一方，RNAはその情報の一時的な処理を担い，必要に応じて頻回に合
成・分解される。

　DNAは，4種類の塩基（A：アデニン，T：チミン，C：シトシン，
G：グアニン）と糖（デオキシリボース）およびリン酸で構成される
（図4-2）。塩基であるアデニン（A）とチミン（T），シトシン（C）
とグアニン（G）が水素結合により対となって梯子のような形となり，
この梯子がねじれてらせん構造（二重らせん）をなしている。DNAは
ヒストンと呼ばれるタンパク質に巻きついてヌクレオソームとなり，そ

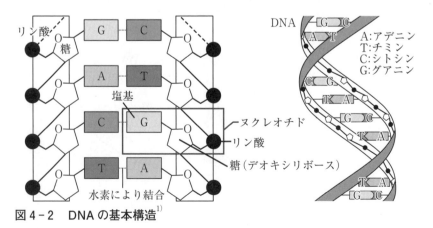

図4-2　DNAの基本構造[1]

れがいくつも連なったもの（クロマチン）が規則的に折りたたまれて染色体となる（図4-3）。なお，染色体はXのような棒状の姿で表されることが多いが，これは細胞分裂の際の状態であり，通常はほどけて核内に拡散している。

　RNA も DNA 同様4つの塩基をもっているが，チミン（T）がなくウラシル（U）がその代わりを果たしている。また，RNA のヌクレオ

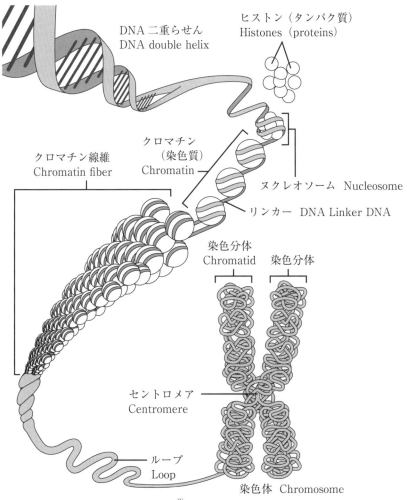

図4-3　DNA・遺伝子・染色体[2]

64

チドを構成する糖がリボースであること，二重らせん構造ではなく一本鎖であることなどがDNAと異なる点である。

　すべての細胞が同じDNAをもっているが，合成する必要があるタンパク質はそれぞれの細胞により異なる。そのため，DNAの遺伝情報をタンパク質合成に利用する際には，必要な塩基配列を抜き出して読み取らなくてはならない。塩基配列としてDNAに記録されている遺伝情報（アミノ酸配列）は，連続した3塩基が暗号（コドン）となって1つのアミノ酸をコードしている（図4-4）。これにより，$4^3 = 64$通りの組み合わせが可能となり，生体内に存在する20種類のアミノ酸と，読み取りの開始・終了の信号（開始コドン，終止コドン）をまかなっている。これらコドンの組み合わせにより，合成するタンパク質が指定される。

　DNAの二重らせん構造がほどけ1本の鋳型鎖ができると，RNA合成酵素（RNAポリメラーゼ）の働きにより相補的なRNAが合成される（図4-5）。この過程を転写（transcription）といい，合成された

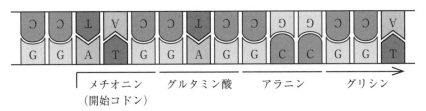

図4-4　DNAとコドン

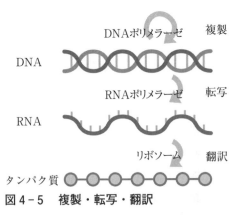

図4-5　複製・転写・翻訳

RNA をメッセンジャーRNA（mRNA）という。mRNA は細胞質へ送られ，タンパク質合成の段階へと進む。

② 細胞質

　リボソームは，核からやってきた mRNA の情報に基づいて必要なタンパク質を合成するタンパク質合成の場である。mRNA がやってくると，その情報をトランスファーRNA（tRNA）が読み取り，必要なアミノ酸をリボソームに運搬する。このアミノ酸がペプチド結合してタンパク質が合成される。この一連の過程を翻訳（translation）という。リボソームで合成されたタンパク質は，ゴルジ複合体へ送られる。ここでタンパク質は識別のためのラベルとなる糖を付加され，糖タンパク質となって細胞質基質へ送り出される。つまりゴルジ複合体は配送センターのような役割を果たし，送り出された糖タンパク質は糖のラベルに基づいてそれぞれの場所で利用される。

　小胞体は，細胞質を横断するようにして核膜までつながる袋状の膜構造をしており，リボソームが付着した粗面小胞体（rER）と，そうではない滑面小胞体（sER）の 2 種類がある。粗面小胞体は主にタンパク質の合成に関与し，滑面小胞体は脂質代謝やカルシウムの貯蔵などに関与している。リソソームは種々の加水分解酵素を内包した袋であり，細胞内外から取り込まれた異物や代謝物などの不要物を処理する細胞内消化の場である。

　ミトコンドリアは，酸素を用いてエネルギーを作り出すエネルギー産生工場である。他の細胞小器官とは異なり，ミトコンドリアは独自の遺伝子（ミトコンドリア DNA）をもち半自律的に増殖することから，本来は独自の生物であったものが細胞内共生したと考えられている（細胞内共生説）。ミトコンドリアは外膜と内膜の 2 つの膜に囲まれており，内膜の内側をマトリックスといい，内膜がマトリックスに向かって陥入している部分をクリステという（図 4 - 6 ）。生命活動に必要なエネルギー源であるアデノシン三リン酸（ATP：adenosine triphosphate）は細胞質でも産生されるが，ミトコンドリアでははるかに多くの ATP を

66

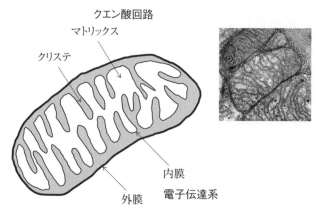

図4-6　エネルギー産生工場ミトコンドリア

得ることができる。

③　細胞膜と膜輸送

　細胞の中と外を区切るのは，細胞膜と呼ばれる半透性の膜（半透膜）であり，核や細胞質といった細胞の構成物を内部に止めるとともに，さまざまな物質の通り道の役割を果たしている。細胞膜は二重になったリン脂質の層でできており，酸素（O_2）や二酸化炭素（CO_2）などのガスや疎水性の小さな分子は通過できるが，大部分の分子や電解質は通ることができない。これでは生命維持に必要な物質を細胞内に取り込むことができないため，膜を貫通するように埋め込まれた膜タンパク質が特定の物質を選択的に通している。これにより，細胞は生命活動に必要な物質を細胞内部へ取り入れたり，不要となった物質を細胞外へ放出したりすることができる。どの膜タンパク質をもつかは細胞によって異なっており，その結果通過できる物質も細胞によって異なる。

　細胞の内外に存在する液体を体液という。成人男性ではおよそ体重の60％を占めるとされ，その比率は，新生児で最も高く加齢とともに減少する。体液は細胞の外にある細胞外液と，細胞の中にある細胞内液に分類され，細胞外液はさらに間質液（組織液）と血漿に分類される（図4-7）。成人男性の場合，全体液量の$\frac{2}{3}$（体重の40％）が細胞内に，$\frac{1}{3}$

（体重の20%）が細胞外にある。

　細胞内外での物質のやり取りは，受動輸送と能動輸送によって行われる。受動輸送とは，物質の濃度勾配による浸透圧を利用して行う方法であり，分子や電解質などの物質が空間を広がり散る現象（拡散）が利用されるためエネルギーを必要としない。半透膜を挟んで溶質の濃度差（濃度勾配）があると，物質は拡散の働きにより濃度が高い方から低い方へと移動して均一の濃度になろうとするが，それが可能なのは半透膜を通過できる物質のみである（図4-8）。溶質だけでなく溶媒も移動して濃度を均一にしようとするが，この場合，移動する物質（溶媒）の濃度が高い（つまり溶質の濃度が低い）方から低い方（溶質の濃度が高

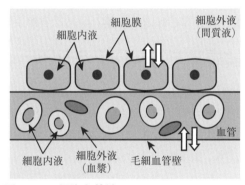

図4-7　細胞と体液

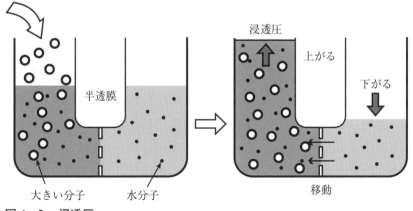

図4-8　浸透圧

い）方へと移動する。この溶媒（水）の拡散を浸透といい，水の浸透を防ぐ力を浸透圧という。

　体液には多くの電解質が溶けているが，その組成は細胞外液と細胞内液で異なっており，例えば，細胞外液にはナトリウムイオン（Na^+）が多く細胞内液にはカリウムイオン（K^+）が多い。Na^+ と K^+ は，濃度勾配に従って膜タンパク質の1つであるチャネルタンパク質を通り，拡散により移動するが，このままでは細胞内外の電解質バランスが崩れてしまう。細胞内外の電解質の濃度差は物質の輸送に深く関係しており，体の機能を正常に保つためには電解質バランスを正常に保つ必要がある。そこで，エネルギーを用いて濃度勾配に逆らって物質を移動させ，細胞内外の電解質バランスを保っている。これを能動輸送といい，イオンポンプタンパク質や ABC 輸送体と呼ばれる膜タンパク質が主に利用される。

2. 体内環境と恒常性（ホメオスタシス）

　細胞の働きを維持するためには，さまざまな生体内の環境（体温や体液の浸透圧など）を一定の状態で維持しなければならない。我々の身体には生体の内部環境を一定に保とうとする仕組みが備わっており，この働きを生体の恒常性（ホメオスタシス）という。ホメオスタシスとは，ギリシャ語の同一（homeo）と状態（stasis）を組み合わせた造語であり，1865年に Bernard によって提唱され，それをさらに発展させて1932年に Cannon が命名したものである。

　恒常性の制御には，受容器，調節中枢，効果器の3つの要素が関与している。受容器は環境の変化を検出するセンサーの役割を，調節中枢は受容器からの情報をもとに調節基準値（セットポイント）を決定する役割を，効果器は決定された基準値に従って応答する役割を担い，これらの間を神経系がつないでいる。これにより，正常な状態からのズレを検出して修正し，一定の状態に保とうとする。

　恒常性が働く仕組みには，神経性調節と液性調節の2つがあり，これらは互いに連携して機能する。神経性調節は神経系からの指令を通じて働くものであり，素早い調節が可能である反面，情報伝達に必要な神経

伝達物質に限りがあるため，長時間にわたる情報伝達には適さない。一方，血液を中心とした体液に含まれるホルモンなどの物質を介した調節である液性調節は，即効性はないものの持続性のある調節が可能である。これらは常に働き，次々と変化する状況に適切に対応することで内部環境を一定に保つ。

　恒常性は，体温や体液，血圧や血糖値の調節など，生体を維持する基本的な機能全般に関わっている。ここでは，体液と血圧，体温の調節を例に挙げて概説する。

（1）　体液の調節

　体液には，前述した Na^+，K^+ のほか，塩素イオン（Cl^-）や重炭酸イオン（HCO_3^-）などの電解質や，グルコースなどの糖やタンパク質といった非電解質が溶けている（図 4-9）。生命活動を行うために必要な体内のほとんどの酵素は pH7.4 で最も活性が高いため，通常体液の pH は 7.4±0.05 と非常に狭い範囲に保たれている。なお，pH とは酸性・アルカリ（塩基）性の程度を示す指標であり，pH 7 は中性，7 よりも数値が小さければ酸性，大きければアルカリ性であることを示す。また酸とは，水素イオン（H^+）を放出する物質，塩基とは H^+ を受け取る物質と定義できる。

　体液の酸性とアルカリ性のバランス（酸塩基平衡）を保つ仕組みを緩衝系といい，重炭酸緩衝系，ヘモグロビン緩衝系，血漿タンパク緩衝系，リン酸緩衝系の 4 つがある。この中で，体液における酸塩基平衡の調節に最も大きく関わっているのは重炭酸緩衝系である。体内では常に揮発性の二酸化炭素（CO_2），不揮発性の乳酸（$C_3H_6O_3$）や硫酸（H_2SO_4）などの酸が作られており，速やかに排出しなければ H^+ が溜まって pH が低下する（アシドーシス）。また，筋収縮によっても H^+ が生じ，筋から血漿中に H^+ が流出して pH を低下させる。重炭酸緩衝系の塩基は重炭酸イオン（HCO_3^-）であり，その働きは以下の式で表すことができる。

$$CO_2 + H_2O \Leftrightarrow H_2CO_3 \Leftrightarrow H^+ + HCO_3^-$$

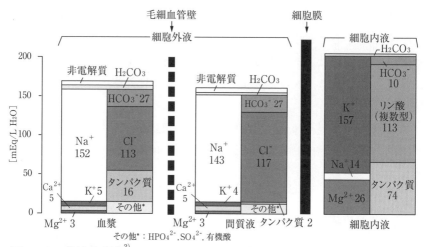

図4-9　体液の組成[3]

　血漿中のH$^+$を排出する場合，炭酸脱水素酵素の働きによりH$^+$とHCO$_3^-$が結びついて水とCO$_2$となり（上の式では右から左へ反応が進む），CO$_2$が肺から体外に排出され血漿のpHが低下する。なお，ストレスなどにより呼吸量が増えすぎるとこの反応が進み，H$^+$が失われて過剰にpHが上昇（アルカローシス）する。この状態が過換気症候群である。酸素の取り込みが注目されがちではあるが，酸塩基平衡を保つため二酸化炭素を適切に排出するのも肺の重要な役割である。

　腎臓もまた酸塩基平衡に重要な役割を果たしている。腎臓は尿からH$^+$を排出するほか，HCO$_3^-$を再吸収してHCO$_3^-$の数を増やし，H$^+$とのバランスを取る働きも担っている。また，細胞外液の量やNa$^+$やK$^+$などの電解質濃度の調節も腎臓で行われる。

（2）　血圧の調節

　血圧を調節し血流を維持することは，液性調節をスムーズに行ううえでも重要である。血圧の受容器は動脈に3か所あり，それぞれ全身に血液を送る出発点（大動脈弓），脳に血液を送る通り道（頸動脈洞），腎臓の糸球体への通り道（輸入動脈）がそれにあたる。大動脈弓と頸動脈洞が血圧の急激な低下を検出すると，その情報は延髄の血管運動中枢に伝

わり，交感神経を通して心拍数を増加させる。それと同時に末梢血管を収縮させ，生命維持に重要な脳や心臓の血液量を確保するように働く。

　血圧は血液が動脈壁を押す力であるため，血液量の維持は血圧の維持につながる。そのため，血圧が低下すると腎臓の働きを調節して尿量を調節し，血液量の維持を図る。腎臓から分泌されるホルモンであるレニンは，液性の血圧調節で重要な役割をもっている（図4-10）。レニンは，血中のアンジオテンシノーゲンからアンジオテンシンⅠを生成し，アンジオテンシンⅠはアンジオテンシン変換酵素（ACE）によりアンジオテンシンⅡとなる。アンジオテンシンⅡは血管収縮作用を持ち，血圧を上昇させる働きをもつ。また，アンジオテンシンⅡは副腎皮質を刺激し，それにより分泌されるアルドステロンが腎臓での Na^+ の再吸収

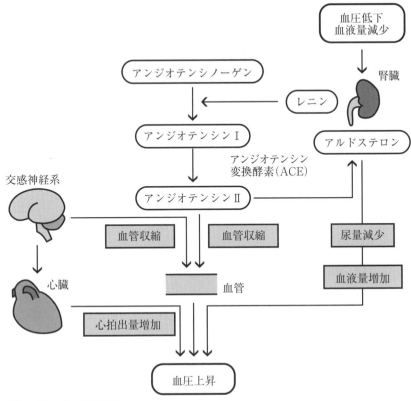

図4-10　血圧の調節

を促進させる。Na^+ の再吸収は水の再吸収も引き起こすため，血液量が増加して血圧の増加につながる。このように，血圧は神経性と液性の両方の調節を受けている。

（3） 体温の調節

　体内に取り入れた栄養素は，身体を形作ったりエネルギー源となったりするほか，体温の維持にも利用される。細胞での化学反応（代謝）の触媒となる酵素の働きには至適温度があり，36〜37℃で最も活性化し，温度がこれより高くても低くても酵素活性が低下する。したがって，スムーズな代謝を行うためには，体内で産生する熱（熱産生）と，逃がす熱（熱放散）をコントロールし，熱の出納バランスを調節して体温を至適な範囲に保たなければならない。

　熱産生には，代謝によるもの，ふるえによるもの，非ふるえによるものがある。糖質や脂質などの栄養素がATPに変換される際の効率は約70％であり，残りの30％は熱となって消費される。これが代謝による熱産生である。ふるえによる熱産生は，外部への仕事を伴わない律動的な筋収縮によるものであり，主に寒冷への適応で非随意的に引き起こされる。非ふるえ熱産生は肝臓などの臓器のほか，褐色脂肪細胞で顕著におこる。褐色脂肪細胞は熱を産生する能力をもつ特殊な脂肪細胞である。さらに，ベージュ細胞と呼ばれる褐色脂肪様細胞も熱産生を行うことがわかっている。安静時に生み出される熱は，内臓で55％，骨格筋で20％，脳で15％，その他の組織が10％程度とされるが，運動や食事により熱産生が増加する。なかでも，身体活動による骨格筋の熱産生の増加は大きく，日常の生活活動では一日の熱産生量の約60％が骨格筋によって生み出されている。

　熱放散には，皮膚よりも気温や物質が低いときに起こる対流・伝導や，皮膚表面からの熱の放射（輻射），汗や呼吸に伴う水分蒸発による蒸発（蒸散性熱放散）がある。これらは生体に限ったものではなく，物質とその周辺に温度差があれば生じる物理現象であるが，環境に応じて調節される発汗は生体固有の機能であり，それによって起こる蒸発は，外気

温が体温よりも高い場合に積極的な熱放散を行う唯一の方法である。安静時（室温24℃）における熱放散では，対流・伝導が10%，輻射が67%，蒸発が23％程度とされるが，暑熱環境下では気道や皮膚からの蒸発が増加するため，対流・輻射が10%，蒸発が90% と変化する。

　体温調節に重要な役割を果たすのが脳の視床下部である（図 4 -11）。皮膚をはじめとする温度受容器で検出された温度情報は，視床下部視索前野にある体温調節中枢に送られる。体温調節中枢では，体温を一定に保つための設定温度（セットポイント）と検出された温度情報が比較され，セットポイントに向けて熱産生と熱放散が調節される。暑熱環境下では，四肢の皮膚毛細血管を拡張させて皮膚血流量を増やし，熱放散を高めるが，それでも体温が低下しない場合は，汗腺を刺激して発汗による熱放散を増加させる。このとき，皮膚表面に空気の動きがあると熱放散が促進される。一方寒冷環境下では，熱産生を増やし熱の損失を防ぐように働く。すなわち，皮膚の毛細血管を収縮させて血流を低下させ熱放散を最小限に抑えるとともに，骨格筋のふるえによって熱産生を増加させる。

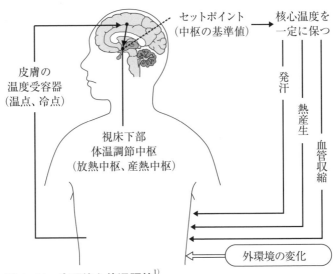

図 4 -11　生理的な体温調節[1]

　運動時には，骨格筋が大量の熱を産生するため，体温が上昇する。高強度の運動を行うと，安静時の20〜25倍程度の熱が産生されるとされ，熱放散を高め熱の出納バランスをコントロールするよう注意する必要がある。過度の温度上昇は運動の継続を不可能にするだけでなく，熱失神や熱射病などの熱中症を引き起こす危険がある。また，多量の発汗に伴う脱水により血液量が減少すると，心臓から送り出される血液量（心拍出量）や筋血流量が低下して筋へのエネルギー供給が減弱し，運動のパフォーマンスが阻害される。さらに脱水が進むと発汗による体温調節ができなくなり，生命の危険にさらされる事態となる。特に，夏季など高温環境下で運動を実施する際には，熱の出納バランスを頭に置き，熱中症や脱水を防ぐことが重要である（図4 -12）。

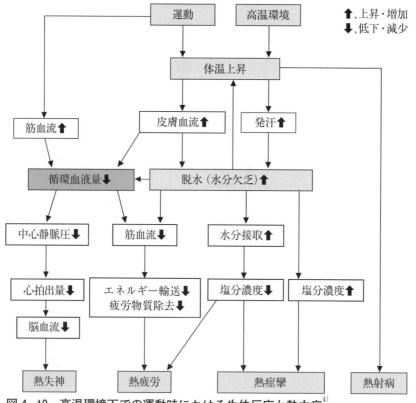

図4 -12　高温環境下での運動時における生体反応と熱中症[4]

3.　まとめ

　本章では，細胞の基本的な構造と機能および膜輸送の仕組みと，恒常性の働きについて述べた。私たちが健康に過ごすためには，細胞の生命活動が速やかに行われるよう体内環境を保つ必要がある。生体内の環境が大きく乱れ不均衡が生ずるとストレス状態となり，さらに恒常性が乱されると回復できず疾患となる。外部環境の変化などさまざまな状態に対応するため器官系が連携して働き，恒常性を保っているのである。

🔋 研究課題

1．細胞の構造と機能を整理してみよう。
2．恒常性が働く仕組みを整理してみよう。

引用文献

1）増田敦子．新訂版 解剖生理学をおもしろく学ぶ，サイオ出版，東京，2016.
2）桑木共之，黒澤美枝子，高橋研一，他．トートラ人体の構造と機能（第5版）（原書15版），丸善出版，東京，2019.
3）片山由美，内田勝雄．新訂版 図解ワンポイント生理学　人体の構造と機能，サイオ出版，東京，2015.
4）岩瀬善彦，森本武利．やさしい生理学（改訂第4版），南江堂，東京，2000.

参考文献

① 　William D McArdle, Exercise Physiology: Nutrition, Energy, and Human Performance. LWW, 8th ed, 2014.
② 　中里浩一，岡本孝信，須永美歌子．1から学ぶスポーツ生理学（第2版），NAP，東京，2016.
③ 　Bruce Alberts, Essential Cell Biology, Garland Science, 4th ed, 2013.

5 | 健康・スポーツの生理学⑵
栄養とエネルギー代謝

関根　紀子

　我々は，食事によって栄養素を身体に取り込み，分解し，燃焼させること
でエネルギーを獲得し，生命を維持している。睡眠時も含め，日常生活にお
ける全ての動作に欠かすことができないエネルギーは体内でどのように供給
されるのだろうか。本章では，糖質，脂質，タンパク質などの栄養素がエネ
ルギーとして利用される仕組みと，運動・スポーツを実施する際のエネル
ギー供給系の変化について理解を深める。

1. 栄養素

　栄養素は，生物が生命を維持するために栄養として外界から取り入れ
る物質である。ヒトの身体に必要な栄養素はいくつかあるが，そのうち
身体を構成し生命を維持するために重要な役割を果たす糖質（炭水化
物），脂質，タンパク質を三大栄養素（図5−1）という。炭水化物は糖
質と同意に用いられることもあるが，栄養学的な観点からは，炭水化物

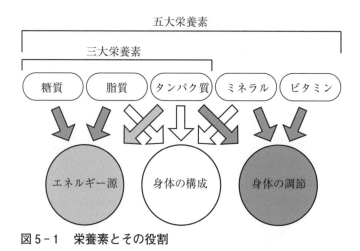

図5−1　栄養素とその役割

は糖質と食物繊維に分けられ，このうちエネルギーとして利用されるのは糖質である。この三大栄養素に，生理機能の調節を補助するビタミンとミネラルを加え五大栄養素という。このほか，身体の60％を占める水分も重要な栄養素と見なされることもある。運動・スポーツの実施，特に暑熱環境での実施においては水分への配慮は欠かすべきではない。

（1）　糖質

　糖質は単糖分子の数により単糖類，少糖類，多糖類に分類される。単糖類にはグルコース（ブドウ糖），フルクトース（果糖），ガラクトース，リボースなどが，少糖類にはスクロース（ショ糖），マルトース（麦芽糖），ラクトース（乳糖）などが，多糖類にはデンプンやグリコーゲンなどがある。理想的な食事中の三大栄養素のバランス（PFC バランス）はタンパク質15％，脂質25％，炭水化物（糖質）60％とされているが，食事で摂取している糖質は日々消費されているため，身体に存在する糖質はわずか1％程度である。

　食物として摂取された糖質は，主にグルコースとグリコーゲンとして体内に存在する（図5-2）。グルコースは主に血液中にあり，血糖また

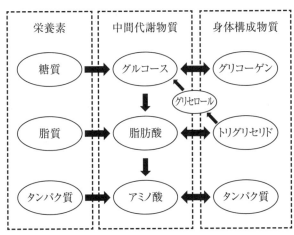

図5-2　栄養素と代謝物質

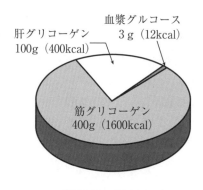

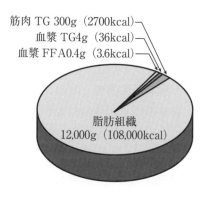

肝グリコーゲン
100g（400kcal）

血漿グルコース
3g（12kcal）

筋グリコーゲン
400g（1600kcal）

筋肉 TG 300g（2700kcal）
血漿 TG4g（36kcal）
血漿 FFA0.4g（3.6kcal）

脂肪組織
12,000g（108,000kcal）

糖質 503g（2012kcal）　　　　　　　　脂質 12,304g（110,740kcal）

※平均体重 80kg，男性，TG：トリグリセリド，FFA：遊離脂肪酸

図5-3　糖質と脂質の体内貯蔵分布[1]

は血中ブドウ糖と呼ばれる。グリコーゲンは多数のグルコースがつながったものであり，動物における貯蔵多糖類として知られている。主要なグリコーゲンの貯蔵場所は筋であり，次に多いのが肝臓である（図5-3）。肝臓に貯蔵されたグリコーゲンが主に血糖値の維持に関わるのに対し，筋のグリコーゲンは主にエネルギー源として使用される。グルコースとグリコーゲンは運搬・利用と貯蔵の関係にあり，筋や肝臓に貯蔵されたグリコーゲンは必要に応じてグルコースに分解されて血液中に入り，全身に運ばれ利用される。

（2）脂質

　脂質とは，生体内に存在する水に溶けない有機化合物の総称である。食物から摂取または体内で合成された脂質は，エネルギー源，細胞膜の成分，ホルモンの材料などに利用され，そのほとんどは皮下脂肪や内臓脂肪などの白色脂肪組織に蓄積される。体内に存在する主な脂質はトリグリセリド（TG：triglyceride，中性脂肪）と脂肪酸であり，一般的に脂肪と呼ばれるのはトリグリセリドである。

　トリグリセリドは脂肪酸とグリセロールからなり，エネルギー貯蔵のほか，体温を保持するための断熱や生体組織の保護に利用される。白色

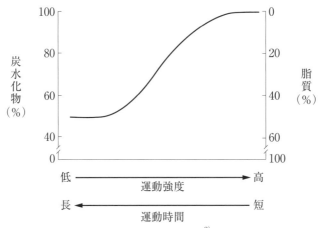

図5−4　運動強度とエネルギー供給[2]

脂肪組織には多くの脂肪細胞があり，脂肪細胞が大きく膨らんでトリグリセリドを貯蔵する。近年，脂肪組織にはエネルギーを貯蔵する以外にも腫瘍壊死因子（TNF-α：tumor necrosis factor-α），レプチン，アディポネクチンなどの物質を分泌する働きがあることが明らかとなっている。トリグリセリドは筋や血中にも存在し，これらは主に安静時や低強度運動を行う際のエネルギー源として利用される（図5−4）。

（3）　タンパク質

　タンパク質はアミノ酸が数珠のように連結（重合）してできた化合物である。身体を形作る重要な構成成分の一つであるが，飢餓状態や長時間運動時には，骨格筋のタンパク質がエネルギー源として利用される。一般的に，連結したアミノ酸が数十個以下と少ないものをペプチドといい，50個以上で構成されているものをタンパク質というが，その境界は曖昧である。

　食物として身体に取り込まれたタンパク質は，消化の過程でアミノ酸に分解されて利用され，再びタンパク質に再合成される。アミノ酸は，タンパク質を合成する以外にも抗酸化作用や肝臓の保護などの機能をもつことが知られている。また，生理機能の調節に重要な役割をもつホル

モン（ペプチド・タンパク質系ホルモン）や酵素も，アミノ酸からなるペプチドやタンパク質である。

タンパク質を構成するアミノ酸には20種類あり，ヒトではそのうちの9種類（ロイシン，イソロイシン，バリン，スレオニン，トリプトファン，ヒスチジン，フェニルアラニン，メチオニン，リジン）が必須アミノ酸と呼ばれる。必須アミノ酸は生体内で必要量を合成することができないため，食物として摂取する必要がある。このうち，バリン，ロイシン，イソロイシンは分岐鎖アミノ酸（BCAA：branched chain amino acid）に分類され，筋におけるタンパク質の合成を亢進したり，分解を抑制したりする機能をもつことがわかっている。

2. ATP の合成

(1) 生命活動の源 ATP

生命活動を維持するため，我々は食事により体内に取り込んだ栄養素から必要なエネルギーを得ている。このエネルギー獲得過程をエネルギー代謝という。生命活動の直接的なエネルギー源はアデノシン三リン酸（ATP：adenosine triphosphate）であり，生物は ATP 無くして生命活動を維持することができない。つまり，エネルギー代謝とは栄養素を分解して ATP を産生する過程であるということができる。ATP は生体内のありとあらゆる場所で利用されるため，エネルギー通貨とも呼ばれる。

ATP はヌクレオチドであるアデノシンにリン酸（Pi）が3つ結合したものである（図5-5）。Pi 同士は高エネルギーリン酸結合でつながっており，加水分解によりこれが切れて ATP から Pi が1つ外れる際に放出されるエネルギーが生命活動に利用される。Pi が1つ外れた ATP はアデノシン二リン酸（ADP：adenosine diphosphate）となり，ATP の再合成に利用される。

生体内に広く分布する ATP であるが，その貯蔵量はわずかであるため，常に合成する必要がある。ATP を合成する経路には ATP-PCr 系，解糖系，有酸素系の3つがあり，糖質や脂質といったエネルギー源を利

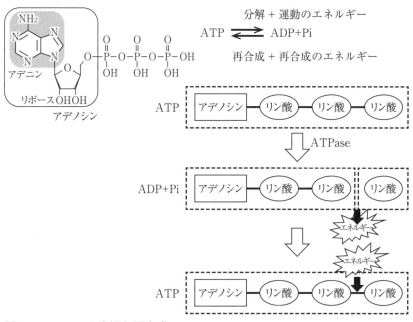

図 5-5　ATP の分解と再合成

用して ADP を ATP に再合成する（図 5-6）。これらの経路はそれぞ
れ個別に働くのではなく，状況に応じて ATP を合成する割合が変動す
る（図 5-7）。

① ATP-PCr 系

筋内には，ATP のほかにクレアチンリン酸（PCr：phosphocreatine）
と呼ばれる高エネルギーリン酸化合物が貯蔵されている。このクレアチ
ンリン酸がクレアチン（Cr）とリン酸（Pi）に分解される過程で生じ
た Pi を ADP と結合させることで ATP を産生する過程を ATP-PCr 系
という（図 5-8）。なお，ATP が十分にある場合は，ATP 分解酵素
（ATPase）の働きにより ATP を分解し，Pi を Cr に渡して PCr を合
成し蓄える。

ATP-PCr 系は，ほかの経路に比べて ATP の生成速度が速いため，
急激な運動などの際の主要な合成経路となる。しかしながら，筋内に貯

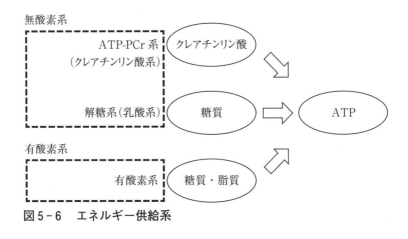

図5-6　エネルギー供給系

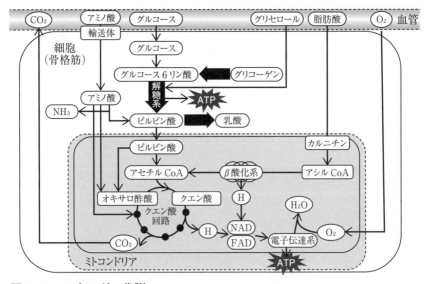

図5-7　エネルギー代謝

蔵されているクレアチンリン酸の量には限りがあるため，10秒程度で
ATP の供給が停止する。

②解糖系

　グルコースをピルビン酸に分解（異化）し，ATP を得る過程を解糖

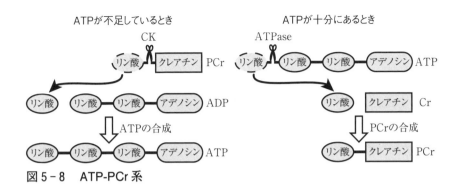

図 5 - 8　ATP-PCr 系

という（図5-9）。解糖系における ATP の合成は酸素を必要としない
ため，ATP-PCr 系とともに無酸素系とも呼ばれる。この反応は細胞質
で起こり，グルコース 1 分子から 4 分子の ATP が生成される。しかし，
反応の過程で 2 分子の ATP を使用するため，最終的にグルコース 1 分
子から得られる ATP（ATP 収支）は 2 分子である。

　ピルビン酸の生成速度が緩やかで酸素を利用できるときは，ピルビン
酸はミトコンドリアに取り込まれ，次に示す有酸素系のクエン酸回路
（TCA 回路，クレブス回路）で ATP の合成に利用される。一方，高
強度運動時など ATP の合成が活発な場合では，過剰に産生されたピル
ビン酸が乳酸脱水素酵素の働きで乳酸に変化する。このため，解糖系は
乳酸系とも呼ばれる。生成された乳酸は，筋または肝臓で乳酸脱水素酵
素が可逆的に働くことでピルビン酸に再変換され，再びエネルギー源と
して利用される。

③有酸素系

　有酸素系の主な舞台はミトコンドリアと呼ばれる細胞小器官である
（図5-10）。解糖系によって細胞質内に生成されたピルビン酸は，ミト
コンドリアに取り込まれアセチル CoA となる。また，脂肪酸の β 酸化
によってもアセチル CoA が生成される。アセチル CoA はミトコンドリ
ア内のマトリックスに存在するクエン酸回路に入り，二酸化炭素とニコ
チンアミドアデニンジヌクレオチド（NADH：nicotinamide adenine

84

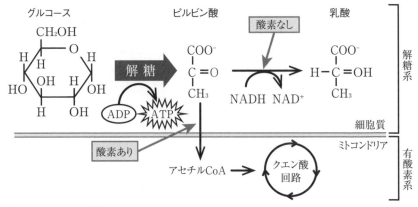

図5-9 糖の利用

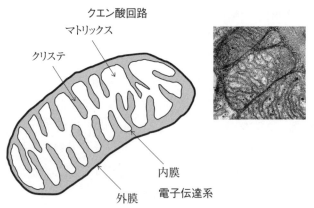

図5-10 エネルギー産生工場ミトコンドリア

dinucleotide，還元型）を産生する。NADH が酸化型の NAD⁺に変換される過程で水素イオン（H⁺）が生じ，最終的に電子伝達系（呼吸鎖）において ATP が生成される（図5-7）。この電子伝達系における ATP の合成を酸化的リン酸化といい，供給速度はゆるやかだが，最終的に骨格筋では，グルコース1分子から32分子もの ATP が生成される。

④運動時間と ATP 供給系

ATP の供給には3つの経路があることは既に述べたが，運動の強度

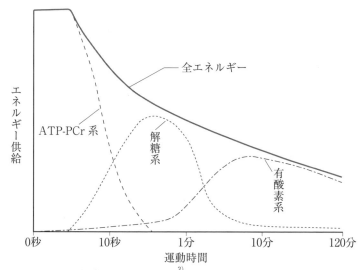

図5-11　運動時間とATP供給[3]

や継続時間によってこれらの経路の働く割合が変動する（図5-11）。短時間で高強度の運動を行う際には，最もエネルギー供給速度が速いATP-PCr系，それに次いで解糖系が主なATP供給系となるが，ATP-PCr系は10秒程度，解糖系は数分程度しかATPを供給できない。その後運動時間が長くなると徐々に有酸素系の関与が高くなるが，有酸素系のATP合成速度は緩やかであるため，高強度の運動を維持することは難しい。したがって，強度が高い場合は運動の継続時間が短くなり，強度が低ければ長く運動を続けることができる。このように，これら3つの経路は単独で運動の全エネルギーを供給するのではなく，それぞれの特徴に合わせ，場面により貢献度合いを変えながら連携してエネルギー供給に寄与している。

3.　運動とエネルギー代謝

（1）　エネルギー代謝

　生命を維持するうえで必要最小限な覚醒時のエネルギー代謝量を基礎代謝量という。これは，心身ともにストレスが少ない状態の代謝量であ

り，具体的には，12時間の絶食と8時間以上の睡眠後目覚めてすぐに仰臥位で測定される。基礎代謝量の測定は，ヒューマンカロリーメーター（24時間代謝測定装置）などを用いて厳格に測定する必要があり，大がかりな装置が必要なうえ測定には手間がかかる。しかしながら，基礎代謝基準値を用いて，年齢・性別ごとの標準的な一日あたりの基礎代謝量を簡易的に求めることが可能である（表5-1）。なお，この基礎代謝基準値は参照体重において推定値と実測値が一致するように決定されたものであり，参照体重から大きく外れた場合では推定誤差が大きくなる。つまり，肥満者の場合は基礎代謝量が過大評価され，やせの場合は過小評価されることに注意する必要がある。

　このほか，年齢，性別，身長，体重を用いた以下の推定式を用いて基礎代謝量を求めることもできる。

基礎代謝量（kcal/日）=
［0.0481×体重（kg）+0.0234×身長（cm）-0.0138×年齢（歳）-
定数（男性：0.4235，女性：0.9708）］×1000/4.186

表5-1　基礎代謝基準値と基礎代謝量[4]

性別	男性			女性		
年齢 （歳）	基礎代謝基準値 （kcal/kg 体重/日）	参照体重 （kg）	基礎代謝量 （kcal/日）	基礎代謝基準値 （kcal/kg 体重/日）	参照体重 （kg）	基礎代謝量 （kcal/日）
1～2	61.0	11.5	700	59.7	11.0	660
3～5	54.8	16.5	900	52.2	16.1	840
6～7	44.3	22.2	980	41.9	21.9	920
8～9	40.8	28.0	1,140	38.3	27.4	1,050
10～11	37.4	35.6	1,330	34.8	36.3	1,260
12～14	31.0	49.0	1,520	29.6	47.5	1,410
15～17	27.0	59.7	1,610	25.3	51.9	1,310
18～29	23.7	64.5	1,530	22.1	50.3	1,110
30～49	22.5	68.1	1,530	21.9	53.0	1,160
50～64	21.8	68.0	1,480	20.7	53.8	1,110
65～74	21.6	65.0	1,400	20.7	52.1	1,080
75以上	21.5	59.6	1,280	20.7	48.8	1,010

この推定式は日本人を対象としたもので，体格指数（BMI：body mass index）が$30kg/m^2$程度までであれば体重による系統誤差を生じないことが示されており，BMIが$25〜29.9kg/m^2$の肥満者はこの推定式で基礎代謝量の推定が可能である。なお，基礎代謝量は体重よりも除脂肪量（LBM：lean body mass）と強い相関が見られ，適切な身体組成の評価により，さらに高精度に基礎代謝量が推定できる可能性がある。

　基礎代謝量は，年齢，性別，体格によって変化し，10代をピークにして加齢とともに低下する。この加齢に伴う基礎代謝量の低下は，除脂肪量の低下と関係があると考えられている。除脂肪量とは体重から脂肪量を除いた重さであり，一般的に除脂肪量の変化は骨格筋量の変化を表すとされる。つまり，基礎代謝量の変化は骨格筋量の変化によって起こるということができる。

　基礎代謝量が厳格に規定された条件下で測定されるのに対し，安静時代謝量は食後 3 時間以上経過し安静にした座位状態で測定される。通常，安静時代謝量は基礎代謝量よりも10〜20％多いとされる。これは仰臥位と座位とで活動する筋の量が異なるためである。これら 2 つの代謝量は，いずれも食後から一定時間経過したのちに測定されるが，これは食事による影響を除くためである。食事によるエネルギー代謝の亢進を食事誘発性熱産生（DIT：diet induced thermogenesis）といい，この代謝量は食物に含まれている糖質，脂質，タンパク質の比率によって異なる。また，睡眠時の代謝量を睡眠時代謝量といい，以前は基礎代謝量よりもやや低いと考えられていたが，現在ではほぼ同等であると考えられている。

（2）　運動とエネルギー代謝

　運動時には，交感神経活動の亢進やホルモンの分泌などにより，肝グリコーゲンの分解が活発になり血中へのグルコースの放出が増加する。この血中グルコースを骨格筋に取り込むため，細胞膜を通過させる働きを担うのが糖輸送単体（GULT4：glucose transporter 4）である。GLUT4 は，安静時には細胞内に存在し，運動時になると細胞膜表面に

移動（トランスロケーション）してグルコースを細胞内へ取り込むための通路となる。GLUT4はインスリンに依存的に働くほか，筋収縮によりインスリン非依存的にも作用して骨格筋へのグルコースの取り込みを増加させ，運動を行うために必要なATPを産生する。

　運動に利用される脂質は，脂肪細胞から放出された脂肪酸や，骨格筋内に蓄えられている細胞内脂質（異所性脂肪）である。運動時，脂肪組織などに貯えられたトリグリセリドは，脂肪細胞の表面に存在するホルモン感受性リパーゼの作用により脂肪酸とグリセロールに分解され，血液を介して骨格筋に運ばれる。しかしながら，脂肪組織における分解速度がそれほど速くないため，運動強度が高くなると需要に供給が追いつかず，全体のエネルギー供給に対する脂質の利用率は低下する。骨格筋内のトリグリセリド（IMTG：intramuscular TG）は，体内に蓄えられている脂肪のうちの数％にすぎないが，血液からの供給が不要な直接的なエネルギー源として，特に運動時には重要である。実際，長距離ランナーではIMTGの貯蔵量が多いことが報告されている[5]。

　糖質や脂質に比べ，エネルギー源としてのタンパク質の利用はそれほど多くない。長時間の運動時など，体内に蓄えられているグリコーゲンの量が少ない場合では，タンパク質およびアミノ酸の分解が進み，筋収縮のエネルギー源となる。骨格筋内でエネルギーとして利用されるアミノ酸は，BCAA，アラニン，グルタミン酸，アスパラギン酸であり，全てのアミノ酸が使用されるわけではない。

　体内で利用されるエネルギー源の割合は，呼吸交換比（RER：respiratory exchange ratio）から推定することができる。呼吸交換比は呼吸商（RQ：respiratory quotient）とも呼ばれる。これは，生体内で栄養素が分解されエネルギーとなる過程における酸素消費量と二酸化炭素排出量の比であり，呼気と吸気の酸素と二酸化炭素の量を測定することで求められる。通常，生体内でエネルギー源として利用されるのは糖質と脂質であるが，この利用率は運動強度によって異なり，それにつれて呼吸交換比の値も変化する。理論的には，脂質のみがエネルギーとして利用される場合の呼吸交換比は0.7程度，糖質のみが利用される場

合は1.0である。安静時の主なエネルギー源は脂質であるが，実際には
糖質も利用されるため，呼吸交換比は0.75－0.8程度となる。運動強度が
高くなると糖質が主なエネルギー源となるため呼吸交換比は1.0に近づ
く。さらに激しい運動になると呼吸交換比が1.0を超えることもあるが，
これは乳酸の生成による二酸化炭素の過剰排出のためである。

（3）　エネルギー供給系と運動・スポーツ

　スポーツ種目とエネルギー供給系との関係は，陸上競技のトラック走
などではわかりやすい（表5－2）。上述の通りエネルギー供給系は運動
時間や強度と関係するため，短距離走のような30秒以内で終了するもの
はATP-PCr系が，マラソンやトライアスロンのように運動が長時間に
及ぶものでは有酸素系が主なエネルギー供給系となる。しかしながら，
球技のように，競技時間が長いものの行われる運動が間欠的である場合
には，利用されるエネルギー供給系は複雑である。球技ではジャンプや
ダッシュなど，素早く力強い動作が主となる場面が多いからである。ま
た，マラソンなどの長距離種目であっても，実際はレース中の駆け引き
により運動強度が変化するため，常に有酸素系からのみエネルギーが供
給されるとは限らない。このように，競技性の高いほとんどのスポーツ

表5-2　エネルギー供給系とスポーツ種目

運動時間	主なエネルギー供給系	スポーツ種目の例
30秒以内	ATP-PCr系	砲丸投げ，100〜200m走，ゴルフなどのスウィング，50m競泳，盗塁
30秒〜1分30秒	ATP-PCr系と解糖系	400m走，500〜1000mスピードスケート，100m競泳
1分30秒〜3分	解糖系と有酸素系	800m走，200m競泳，体操種目，レスリング，ボクシング
3分以上	有酸素系	10000m走，マラソン，400〜1500m競泳，クロスカントリースキー，トライアスロン

（文献6）より引用改変）

では，ATP-PCr系と解糖系の無酸素性エネルギー供給系と，有酸素性エネルギー供給系の両方が利用され，その割合はスポーツ種目や競技場面によって異なると考えるべきである。

4. まとめ

本章では，食物から得た栄養素からエネルギーを取り出し利用する過程や，運動時に代謝がどのように変化するのかについて述べた。糖質，脂質，タンパク質など摂取する栄養素に違いはあるものの，生体内でエネルギーとして利用するには最終的に全て ATP となる。健康の維持増進のためには，エネルギー摂取量のみならず，代謝量を増大させエネルギーの出納バランスを維持することが重要である。また，運動時の代謝経路の働きについて理解を深めることは，競技力向上にも貢献できるであろう。

🔋 **研究課題**────────────────────────────

1．日常生活や運動・スポーツ時など，さまざまな条件下で3つのATP供給系がどのように働くのか考えてみよう。
2．基礎代謝基準値と推定式を用いて自分の基礎代謝量を求めてみよう。

引用文献

1 ）William D. McArdle FIK, Victor L. Katch *Exercise Physiology: Nutrition, Energy, and Human Performance（8th Ed）*. Wolters Kluwer Health, 2014.

2 ）Richard W, Edward L, Fox. *Sports Physiology 3rd edition*: 57, William C Brown Pub, 1992.

3 ）岩瀬善彦，森本武利．やさしい生理学（改訂第 4 版），南江堂，東京，2000.

4 ）厚生労働省．日本人の食事摂取基準（2020年版）「日本人の食事摂取基準」策定検討会報告書

　　https://www.mhlw.go.jp/content/10904750/000586553.pdf. ［2.16, 2020］.

5 ）Tamura Y, Watada H, Igarashi Y, et al. Short-term effects of dietary fat on intramyocellular lipid in sprinters and endurance runners. *Metabolism* 57: 373-379, 2008.

6 ）勝田茂編著．入門運動生理学（第 4 版），杏林書院，東京，2015. p11.

参考文献

①　中里浩一，岡本孝信，須永美歌子．1 から学ぶスポーツ生理学（第 2 版），NAP，東京，2016.

②　勝田茂．入門運動生理学（第 3 版），杏林書院，東京，2014.

③　八田秀雄．乳酸と運動生理・生化学：エネルギー代謝の仕組み，市村出版，東京，2010.

④　Scott Powers, Exercise Physiology: Theory and Application to Fitness and Performance, McGraw-Hill Higher Education, 10th ed, 2017.

6 | 健康・スポーツの生理学(3)
神経・骨格筋系

| 関根　紀子

　運動・スポーツの多くは，筋収縮により関節を動かすことによってなされる。巧みな動きを生み出すためには，神経線維を介して脳や脊髄からの命令を骨格筋に伝え，筋力やスピードをうまく調節する必要がある。そして骨格筋は要求された動きを行うために効率よく力を発揮することが求められる。本章では，神経・骨格筋の構造と機能について解説し，身体を動かす仕組みについて理解する。

1. 筋の構造と機能

　筋は，内臓や血管を構成する平滑筋，心臓を構成し全身に血液を送る働きを担う心筋，および関節などを動かして姿勢制御や運動に関与する骨格筋に分けられる。このうち，心筋と骨格筋は横紋筋に分類される。また筋は，自らの意志で随意的に動かすことができる随意筋と，無意識下で働きが調節される不随意筋とに区別することもできる（図6-1）。心筋および平滑筋は不随意筋であり，心臓や血管，胃腸などの働きは無意識下でコントロールされている。一方，身体の動きを担う骨格筋は随意筋であり，自らの意志でその働きを調節することが可能である。それぞれの筋で働きは異なるものの，収縮・弛緩（contraction）すること

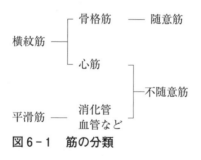

図6-1　筋の分類

で機能するという特徴は共通している。

（1）　骨格筋の構造と分類

　ヒトには約400の骨格筋がある。骨格筋は筋線維と呼ばれる線維状の細胞（筋細胞）が束ねられたような構造をしている（図6-2）。ヒトの身体を構成する細胞のほとんどは核を1つしかもたない単核細胞であるが，筋線維は複数の核をもつ多核細胞である。ほとんどの骨格筋は骨に付着しており，筋線維の端も骨につながっている。筋線維はさらに細い線維状の筋原線維からなり，Z膜（Z線，Z帯）により隔てられたサルコメア（筋節）と呼ばれる収縮・弛緩の基本単位で構成される。筋原線維は2種類の線維が互い違いに並んだ構造をしており，Z膜につながる細い線維をアクチンフィラメント，それを挟むように並ぶ太い線維をミオシンフィラメントという。筋節中央には密度が高い部分が，その両側には密度が低い部分があり，それぞれA帯，I帯という。このA帯とI帯とが交互に並ぶことで形成される縞模様が，横紋筋の名称の由来である。

　骨格筋の部位は，起始，筋頭，筋腹，筋尾，停止と呼ばれる（図6-3）。起始と停止は腱であり，脊柱もしくは体幹に近い方を起始，その反対を停止と呼ぶ。骨格筋は，起始と停止との間にまたぐ関節の数によっても分類される。例えば，下腿にあるヒラメ筋は足関節をまたぐ単

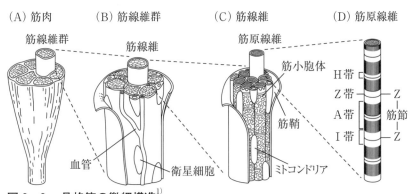

（A）筋肉　　　（B）筋線維群　　　（C）筋線維　　　（D）筋原線維

筋線維群　　　筋線維　　　筋原線維　　　筋小胞体　　　H帯　　　Z帯──Z　　　A帯──筋節　　　I帯──Z

血管　　　衛星細胞　　　筋鞘　　　ミトコンドリア

図6-2　骨格筋の微細構造[1]

94

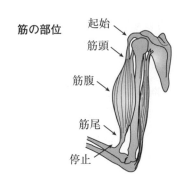

筋の部位

起始
筋頭
筋腹
筋尾
停止

筋の形状

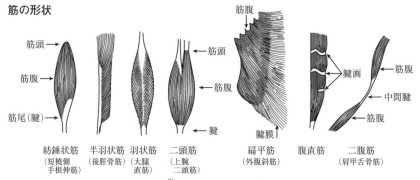

筋腹

筋頭
筋腹
筋尾（腱）

筋頭
筋腹
腱

腱膜

腱画
筋腹
中間腱
筋腹

紡錘状筋
（短橈側
手根伸筋）

半羽状筋
（後脛骨筋）

羽状筋
（大腿
直筋）

二頭筋
（上腕
二頭筋）

扁平筋
（外腹斜筋）

腹直筋

二腹筋
（肩甲舌骨筋）

図6-3　骨格筋の部位と種類[2]

関節筋，上腕にある上腕二頭筋は肘と肩の2つの関節をまたぐ二関節筋である。さらに，骨格筋はその形状からも分類され，その種類には紡錘状筋，羽状筋，半羽状筋，鋸筋（きょきん）などがある。

（2）　筋収縮の仕組み

　筋線維には横行小管（T管）と筋小胞体と呼ばれる構造があり，運動神経からの収縮指令を筋線維に伝達する重要な役割を担っている（図6-4）。T管は筋線維の細胞膜が陥入した構造をしており，収縮指令を筋小胞体に伝達する。筋小胞体はカルシウムイオン（Ca^{2+}）を含んだ袋状の膜構造をしており，T管から伝わった指令により Ca^{2+} を細胞内に放出し，筋を収縮させる。

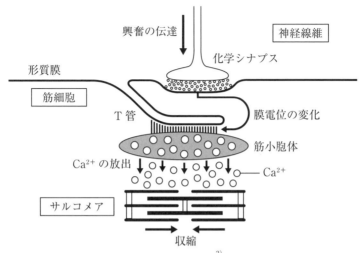

図6-4　横行小管（Ｔ管）と筋小胞体[3]

　筋原線維を構成するアクチンフィラメントとミオシンフィラメントは，それぞれアクチン，ミオシンと呼ばれるタンパク質でできている。アクチンは球状で，数珠がつながったような構造をしており，ミオシンは棒状の部分と頭状の部分とで構成されている（図6-5）。骨格筋が収縮するためにはアクチンとミオシン頭部の結合が必要だが，筋が弛緩した状態ではトロポニンが間にあるため両者は結合していない。しかし，筋小胞体から放出されたCa^{2+}がトロポニンと結合しアクチンフィラメントの構造が変化すると，アクチンとミオシン頭部が結合する（クロスブリッジ）。また，ミオシン頭部は酵素活性（ATPase）をもち，これによりアデノシン三リン酸（ATP：adenosine triphosphate）を分解して得られるエネルギーを利用してミオシンフィラメントがアクチンフィラメントをたぐり寄せ，ミオシンフィラメントの隙間にアクチンフィラメントが滑り込むことで力を発揮する。このフィラメントが滑り込む現象を滑走説という。運動神経からの収縮指令が止まるとCa^{2+}がトロポニンから外れて筋小胞体に取り込まれるため，筋は弛緩状態に戻る。

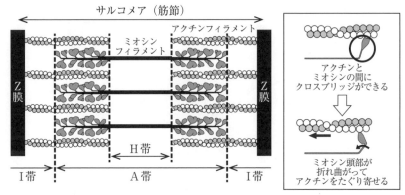

図6-5 筋収縮の仕組み

（3） 筋線維組成と収縮特性

　骨格筋は収縮速度が遅く疲労耐性が高い遅筋（ST：slow twitch）線維と，収縮速度が速く疲労耐性が低い速筋（FT：fast twitch）線維とに大別される（表6-1）。 遅筋線維は酸化系酵素活性が非常に高く，酸素を用いた ATP の産生に有利である。肺で取り込まれた酸素を運ぶため毛細血管が豊富であるほか，酸素を貯蔵するミオグロビンと，ATP を有酸素的に産生するミトコンドリアが多いという特徴をもつ。一方，速筋線維は解糖系酵素活性が高く，クレアチンリン酸（PCr：phosphocreatine）を用いた無酸素的な ATP 産生に適している。色素であるミオグロビンの含有量が高く赤い色をしている遅筋線維を赤筋，ミオグロビンが少なく白い色をしている速筋線維を白筋と呼ぶこともあ

表6-1　筋線維の特徴[4]

	遅筋線維	速筋線維		
	タイプⅠ	タイプⅡa	タイプⅡx	タイプⅡb
収縮速度	遅い	速い	速い	速い
疲労耐性	高い	中程度	中〜低	低い
酸化能力	高い	中程度	中〜低	低い
解糖能力	低い	高い	高い	極めて高い
色	赤	中間	白	白

る。

　筋原線維を構成するミオシンには複数の種類があることが知られている。ミオシン重鎖（MHC：myosin heavy chain）の種類が異なるとATPase の活性が異なるため，MHC の種類によって筋線維タイプを同定することができる。遅筋線維には MHC I が，速筋線維には MHC II a，MHC II x，MHC II b が存在し，これらが発現する筋線維をそれぞれタイプ I，タイプ II a，タイプ II x，タイプ II b と呼ぶ。なお，MHC の発現は生物種等で異なり，ヒトではタイプ I，タイプ II a，タイプ II x に分類されている。

　筋線維タイプの判別には，ミオシン頭部がもつ ATPase 活性の至適pH が異なることを利用して各筋線維タイプを染め分ける ATPase 染色（図6-6）や，抗体を用いて MHC のアイソフォームを染め分ける免疫染色などの組織染色が主に用いられる。これらの染色法で染め分けた筋線維の本数や筋の横断面積に占める割合をもとに，筋線維組成を求める。このほか，骨格筋をすりつぶして各 MHC のタンパク量の割合を求め，生化学的に筋線維の割合を求める方法も用いられる。

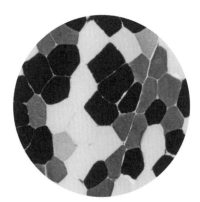

ヒト外側広筋染色画像（pH4.6）

黒色：タイプ I
白色：タイプ IIa
中間色：タイプ IIx

図6-6　ATPase 染色による筋線維タイプの同定

2. 骨格筋の収縮様式と筋力

（1） 骨格筋の収縮様式

　筋の収縮様式は静的収縮（static contraction）と動的収縮（dynamic contraction）とに大別される（図6-7）。静的収縮とは骨格筋が収縮する際に筋の長さが変化しない収縮様式であり，動的収縮とは筋の長さが変化する収縮様式である。静的収縮は等尺性収縮（isometric contraction）とも呼ばれ，例えば関節を固定して壁を押すような動きがそれにあたる。動的収縮には等張性収縮（isotonic contraction）と等速性収縮（isokinetic contraction）があり，等張性収縮はさらに短縮性収縮（concentric contraction）と伸張性収縮（eccentric contraction）とに分けられる。

　日常生活や運動・スポーツにおいてもっとも一般的な収縮様式は等張性収縮である。短縮性収縮は筋が収縮する際に筋の長さが短くなる収縮様式であり，例えば上腕二頭筋の場合，ダンベルを持ち上げる際に肘関節を曲げる動作などがそれにあたる。一方，伸張性収縮は筋が収縮しながら引き延ばされるような収縮であり，持ち上げたダンベルをゆっくりと降ろしているときや，肘を曲げている途中に誰かに反対に伸ばされるような場合などが該当する。

（2） 筋力発揮と筋の長さ・収縮速度

　骨格筋はその長さや収縮速度によって発揮する力に差が生じることが知られている。例えば強い力を発揮する場合，肘が伸びきっているより

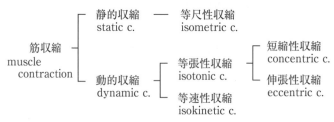

図6-7　骨格筋の収縮様式

も多少曲がっている方が力を発揮しやすいことは経験的に理解できるであろう。これは，肘が伸びた状態よりも少し曲がっている状態の方が筋の長さが短くなっているためであり，このような筋の長さと発揮される力との関係を長さ−張力関係という（図6−8）。

　筋の収縮はミオシンフィラメントの間にアクチンフィラメントが滑り込むことによって起こることは既に述べた。つまり，筋が収縮する際にはこの2つのフィラメントの重なる程度が変化してサルコメアの長さ（サルコメア長）が変化し，筋の長さが変化する。大きな力を発揮するためには2つのフィラメントの重なりが大きくなければならないが，筋の長さが長すぎると，アクチンとミオシンの重なりが少ないため十分に力を発揮することができない。反対に短すぎても，アクチン同士が重なり合ってミオシンとの重なりが減るため，やはり発揮できる力が小さくなる。筋の長さが中程度，つまり関節が曲がりすぎても伸びすぎてもいない状態のとき，アクチンとミオシンの重なりが最も大きくなり，大きな力を発揮することができる。

　砲丸のような重いものと野球のボールのような軽いものを最大努力で投げる場合，大きさが同等であるにもかかわらず投げる腕の速さが異なる。このように，骨格筋の収縮速度と発揮できる力の関係を速度−力関係という（図6−9）。筋の収縮速度が0の時とは，つまり筋の長さが変わらない場合であり，等尺性収縮となる。筋が収縮する際に筋の長さが

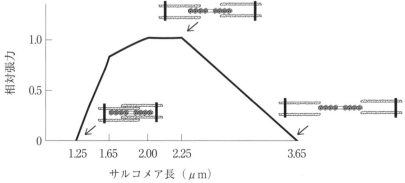

図6−8　長さ−張力関係[4]

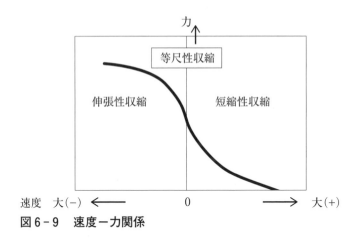

図6-9　速度－力関係

短くなる短縮性収縮では収縮速度が正，収縮しているにもかかわらず筋の長さが長くなる伸張性収縮では収縮速度が負であると表す。短縮性収縮では，収縮速度が速いほど発揮できる力が小さくなるのに対し，伸張性収縮では，引き伸ばされる速度に比例してある程度まで発揮する力が大きくなることが知られている。

3. 神経系の構造と機能

　神経系は，情報や指令を統合・処理し伝える機能をもつ。皮膚などの感覚器で受け取った情報を末梢神経が中枢神経に伝え，中枢神経はその情報を統合・処理し，末梢神経を通じて骨格筋などの効果器等の働きを調整することで，ボールを投げる，蹴るなどの複雑な動きが可能となる。

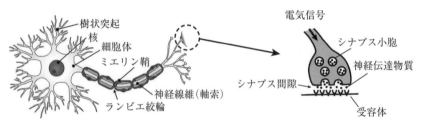

図6-10　神経細胞とシナプス

（1）　神経細胞

　神経系の最小単位である神経細胞はニューロンとも呼ばれ，主に細胞体と神経線維から構成される（図6-10）。細胞体には核があり，タンパク質の合成など細胞としての一般的な機能はここを中心に行われる。細胞体には樹状突起と呼ばれる多くの突起があり，最も長いものが神経線維（軸索）である。軸索の長さはさまざまであるが，基本的に1つの細胞体から1本しか伸びていない。軸索には，グリア細胞の一種のシュワン細胞が形成するミエリン鞘によって囲まれている有髄神経と，そうでない無髄神経とがある。有髄神経では，細胞体で発生した電気信号がミエリン鞘の間隙であるランビエ絞輪を跳躍するように伝導するため，より速く信号を伝えることができる。これを跳躍伝導と呼ぶ。体性神経は有髄神経であり，自律神経などは無髄神経である。

　細胞体1つにつき1本しかない軸索だが，通常は枝分かれし，他の神経細胞と繋がって膨大なネットワークを形成している。この情報伝達のための接合部位をシナプスといい，軸索の先端が他の細胞体の樹状突起と接合している。細胞体で発生した電気信号は活動電位と呼ばれる。活動電位は細胞膜上に発生する一過性の膜電位の変化であり，軸索の末端からシナプスの隙間であるシナプス間隙に向けて神経伝達物質が放出され，それが受容体と結びつくことにより他の神経細胞に伝えられる。神経伝達物質にはアセチルコリンやドーパミンなどの興奮性伝達物質と，グリシンやガンマアミノ酪酸（GABA）などの抑制性伝達物質がある。

　活動していない状態の神経細胞内は外側に対して電気的に負であり，この電位差を静止電位と呼ぶ。刺激により細胞内の電位が上昇（脱分極）すると，ナトリウムイオン（Na^+）チャネルが開いて細胞外のNa^+が流入し，さらなる電位の上昇が生じる。続いてカリウムイオン（K^+）チャネルが開くことで細胞内のK^+が流出して再分極し，活動電位が軸索の末端まで伝わる。

（2）　中枢神経と末梢神経

　神経系は中枢神経と末梢神経に大別される（図6-11）。中枢神経は主

に脳と脊髄からなり，中枢と末梢組織を繋ぐ神経線維を末梢神経と呼ぶ。末梢神経は体性神経と自律神経に分類され，さらに体性神経は感覚神経と運動神経に，自律神経は交感神経と副交感神経とに分類される。骨格筋の制御に関わる体性神経は意志によりある程度制御できる随意神経系であり，心筋などの内臓の働きを調整する自律神経は意志とは無関係に働く不随意神経系である。

① 中枢神経

　脳は，大脳，間脳，小脳，脳幹の部位からなる。大脳の表面である大脳皮質は，運動野，体性感覚野，視覚野，聴覚野などの領域と，記憶や思考を司る連合野に分けられ，機能が分化している。これを脳の機能局在と呼ぶ（図6-12）。運動野および前運動野は骨格筋の運動に関わる重要な部位であり，前運動野で計画した運動の指令を運動野から出すことで随意的な運動を実行すると考えられている。体性感覚野は，手などの感覚器からの情報が届く領域であり，中心溝を挟んで運動野と向き合っ

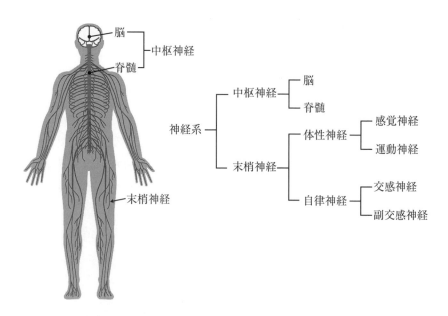

図6-11　主な神経組織と神経系の分類

ている。感覚器からの情報は運動を実行するための重要な情報であり，これらの領域は連携して機能する。

　間脳は視床と視床下部からなる。視床は視覚や聴覚などの感覚入力を大脳皮質へ送る役割を担っており，運動を適切に調整するうえで重要である。小脳は精密で円滑な運動を行ううえで重要な部位であり，大脳皮質運動野や固有受容器からの神経細胞の投射を受け，運動を制御していると考えられている。このため，小脳が損傷すると運動や姿勢維持が影響を受け，うまく歩けなくなることがある。なお，固有受容器とは，力や位置，動きなどの刺激を感じ取る受容器のことである。脳幹は中脳，橋，延髄からなり，生命維持に関わる機能をもっている。大脳と脊髄をつなぐ神経の伝導路であり，感覚神経や運動神経が存在する。また，姿勢を調節する機能も有するとされる。

　脊髄には，灰白質と呼ばれる神経細胞を多く含む領域と，白質と呼ばれる軸索を多く含む領域とがある。脳からの指令は灰白質の前角にある運動神経により末梢へ伝えられ，感覚器からの情報は感覚神経により灰白質の後角を通って脳に伝えられる（図6-13）。また脊髄は，脳を経由しない反応である反射を担う。反射は脊髄で情報処理を行うため，反応

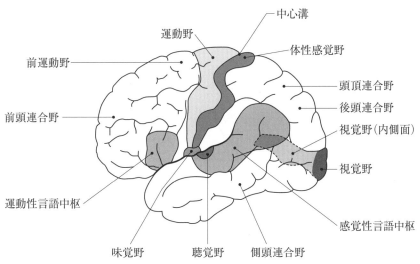

図6-12　大脳皮質の機能局在

時間が速いという特徴がある。反射には熱い物に触れた時に素早く手を引く屈曲反射や，腱や骨をたたくと引き伸ばされた筋が収縮する伸張反射などがある。

② 末梢神経

感覚器で受け取った外界からの刺激などを中枢神経に伝える感覚神経は求心性神経，反対に中枢神経からの情報を効果器に伝える運動神経は遠心性神経とも呼ばれる。運動神経は脳，脊髄，骨格筋に繋がり，脳や脊髄からの運動指令を骨格筋に伝える役割を担っている。

（3） 運動と神経

脊髄から骨格筋に繋がる運動神経を α 運動ニューロンという。 α 運動

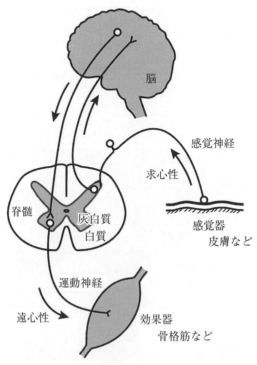

図6-13 神経系と神経伝達

ニューロンの神経線維は末端部で枝分かれし（終板），筋線維の表面に接している。この運動神経終板と筋が接合している部分を神経筋接合部と呼ぶ。α運動ニューロンを伝わった活動電位は，神経筋接合部に神経伝達物質であるアセチルコリンの放出を引き起こす。このアセチルコリンが骨格筋の細胞膜にある受容体と結合し，筋小胞体からCa^+が放出されることにより筋が収縮する（図6-4）。

　α運動ニューロンが筋線維の動きを制御することを支配するといい，1本のα運動ニューロンとそれが支配している筋線維群を運動単位と呼ぶ。1つの運動単位を構成する筋線維のタイプは同一であり，運動単位内の筋線維は同時に収縮・弛緩する。1運動単位あたりの筋線維数を神経支配比といい，手指や眼球など複雑で微妙な動きが要求される筋群は神経支配比が小さく（同時に動く筋線維数が少ない），大腿や体幹など大まかで力強い動きを行う筋は神経支配比が大きい（同時に動く筋線維数が多い）。なお，動員される運動単位の数は運動強度によって変動する。

　運動単位には，収縮速度は遅いが疲労耐性が高いS（slow, fatigue resistant）型と，収縮は速いが疲労耐性が低いFF（fast fatigable）型，速い収縮速度と高い疲労耐性をもつFR（fast, fatigue resistant）型の3種類がある。これらの運動単位に含まれるα運動ニューロンのサイズには一定の傾向があり，S型のα運動ニューロンで小さく，FR型，FF型の順に大型化する。S型α運動ニューロンは遅筋線維に繋がっており，F型α運動ニューロンは速筋線維に繋がっている。S型のα運動ニューロンは刺激の閾値が低く活動電位が発生しやすいため，弱い力発揮しか必要でない場合はS型運動単位が主に動員され，遅筋線維が使用される。大きい力発揮が求められる場合には，S型，F型両方の運動単位が動員されるため，速筋線維と遅筋線維の両方が使われる。このように，発揮する力の大きさに応じて利用される運動単位が異なることをサイズの原理といい，それぞれの運動単位の特長を生かして運動が行われる。

4. まとめ

　本章では，神経および骨格筋の構造とその働きについて述べた。筋力

を発揮するのは骨格筋だが，適切な場面で適切な筋力を発揮するために
は神経系の働きが欠かせない。中枢神経からの指令により骨格筋が収縮
する際には，それと同時に骨格筋からの刺激が中枢神経に届き，神経
系・骨格筋系は相互に影響を与え合う関係にある。日頃何気なく行って
いるさまざまな動作は，神経と骨格筋が相互に機能した結果なのである。

🔒 研究課題

1．骨格筋の構造と収縮の仕組みについてまとめてみよう。
2．神経と筋が協力して発揮・調節する仕組みについてまとめてみよう。

引用文献

1）片山由美，内田勝雄．新訂版 図解ワンポイント 生理学 人体の構造と機能，
サイオ出版，東京，2015．
2）東京大学生命科学教育用画像集（LS-EDI）
http://csls-db.c.u-tokyo.ac.jp/search/detail?image_repository-id=124．［2.20.
2020］
3）村岡功編著．新・スポーツ生理学，市村出版，東京，2015．
4）中里浩一，岡本孝信，須永美歌子．1から学ぶスポーツ生理学（第2版），
NAP，東京，2016．

参考文献

① 中里浩一，岡本孝信，須永美歌子．1から学ぶスポーツ生理学（第2版），
NAP，東京，2016．
② 小山勝弘，安藤大輔編著．運動生理学，三共出版，東京，2013．
③ 村岡功．新・スポーツ生理学，市村出版，東京，2015．
④ 勝田茂．入門運動生理学（第3版），杏林書院，東京，2014．

7 | 健康・スポーツの生理学(4)
呼吸・循環系

和気　秀文

　動物は酸素を消費し二酸化炭素を生成している。なぜ酸素が必要なのか？それは生きていくうえで必要なエネルギー（ATP）を作り出すためである。またATPの合成過程で生じる二酸化炭素を体内にとどめておくことはできない。二酸化炭素は水と反応し酸（H^+）を作るため，体外に排出しなければ体内のpHが下がってしまう。体内への酸素の取り込み，全身組織への運搬，二酸化炭素の体外への排出において，肺を中心とした呼吸系と心臓・血管を中心とした循環系は機能的に密接に連動している。本章では，呼吸系と循環系の構造と機能について学習する。

1. 循環系

　全身にあるほとんどすべての細胞は血液から酸素と栄養素を取り入れ，代謝の過程で生成された不要産物を血液へ排出している（赤血球など一部の細胞はミトコンドリアがなく酸素を消費しない）。血液供給が止まると組織は壊死する。一方血液が多く流れすぎると組織の充血や浮腫などが起こる。生体機能の恒常性を維持するためには細胞や組織に適切な量の血液を供給する必要がある。血液は全身にある血管内を流れるがその主たる駆動力は心臓によるポンプ作用であり，また血管の弾性復元力の助けも借りて血液は末梢組織へと押し流される。末梢組織にある細い血管（細動脈）の開き具合によってその部位へ向かう血液量は多くも少なくもなる。組織や細胞における血液需要によって，流れる血液量は巧みに調節されている。ここでは心臓，血管，そして血液を合わせて循環系として扱う。

（1） 心臓の構造と機能

① 心臓の解剖

心臓は胸郭内のほぼ中央に位置し（心臓下部は左寄り），握りこぶし大の大きさで重さは成人で約200から300gである。心臓の内部には右心房，左心房，右心室，左心室の4つの部屋があり，心室は心室中隔により左右に隔てられている（図7-1）。右心室は収縮によって心臓に近い肺のみへ血液を供給するが，左心室は力強く収縮することによって，血液を全身へ灌流させる必要があるため，左の心室壁は右に比べ約3倍厚い。心房と心室の間には房室弁があり血液の逆流を防いでいる。右の弁はその形状から三尖弁，左は僧帽弁と呼ばれる。心室内部には突起状の構造をした乳頭筋があり，その先端より伸びた腱索は房室弁を引っ張り，弁の反転を防いでいる。右心室から駆出された血液は肺動脈へ，左心室から駆出された血液は上行大動脈へ流れる。心室と動脈の境界にも血液の逆流を防ぐ弁があり，それぞれ肺動脈弁，大動脈弁と呼ばれる。右心

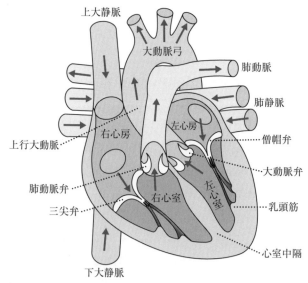

図7-1　心臓の構造

ヒトの心臓は2心房2心室からなる。矢印は血液の流れを示す。

房には上大静脈と下大静脈がつながっており，全身を流れた血液はこの
2 本の太い静脈から右心房に流入する。左心房にはそれぞれ 2 本の右肺
静脈と左肺静脈がつながっており，肺を流れた血液がこの静脈を通って
左心房に入る。血液の流れの方向性を整理すると，左心室→大動脈→動
脈→全身の毛細血管→静脈→上・下大静脈→右心房→右心室→肺動脈→
肺（肺胞毛細血管）→肺静脈→左心房→左心室となる（図 7 - 2）。右心
房，右心室，および肺動脈には全く同じ成分の静脈血が流れており，こ
の血液を混合静脈血と呼ぶ。肺動脈を流れる血液は性質上，静脈血であ

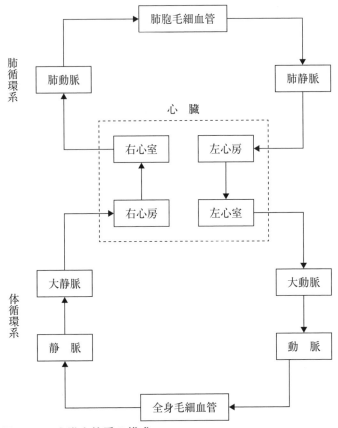

図 7 - 2　心臓血管系の構成
　　右心室から始まり左心房に終わる肺循環系と左心室から始ま
　　り右心房に終わる体循環系からなる。矢印は血液の流れを示す。

ることに注意すること。一方，肺胞毛細血管を通過した血液は肺静脈を流れるが，血液は酸素化された動脈血である。

② 心臓の微細構造

　心臓の壁は主として心筋（固有心筋）細胞によって構成されている。この細胞は骨格筋細胞の特徴とよく似た横紋筋である。ただし骨格筋は細胞ごとに絶縁されており，筋を収縮させるための電気的な情報（活動電位と呼ばれる）は細胞から細胞へと飛び移ることはできない。一方，心筋は興奮伝導を可能とする介在板で細胞同士が連結しており，局所に生じた活動電位が細胞間を伝わっていく。このため心筋全体が同時に反応（収縮）することにより大きな駆出力を生むことができる。ただし，後述するように，心房と心室は電気的に絶縁されているため，両者が同じタイミングで収縮・弛緩することはない。また，他にも骨格筋と心筋の特徴における決定的な違いがある。前者は運動神経に支配された随意筋（意識的にコントロールできる筋）であるのに対し，後者は自律神経支配による不随意筋（無意識的にコントロールされている筋）である。つまり，神経支配についてみると，心筋は血管壁や腸管壁にある平滑筋（不随意筋）と類似した特徴を有している。

③ 心臓の拍動リズム

　心臓は心房と心室が交互に収縮・弛緩しており，左右の心房と心室はそれぞれ同じタイミングで収縮弛緩を繰り返している。心房の収縮が始まってから心室の弛緩が終わるまでの期間を心周期という。心周期の長さ（時間），すなわち心臓の拍動リズムはどのように調節されているのだろうか？　心臓には固有心筋のほかに特殊心筋と呼ばれる細胞が局在している場所がある。右心房と上大静脈の間に位置する洞房結節，右心房と右心室の間にある房室結節（田原の結節），その下の心室中隔上部に位置するヒス束である（図7-3）。またヒス束からの線維は心室中隔にまたがるように伸びて索枝（右脚と左脚）となり，そのあと心室壁の内部を心室下部（心尖部）から上部に網目状に伸びるプルキンエ線維網

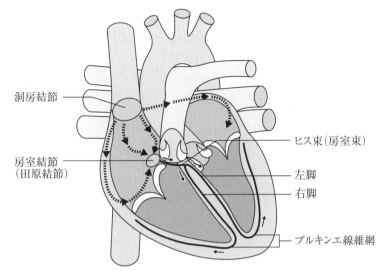

洞房結節

ヒス束（房室束）

房室結節
（田原結節）

左脚

右脚

プルキンエ線維網

図7-3 心臓の房室刺激伝導系
　心臓の限られた場所には自動的に興奮する特殊心筋が存在する。
このうち，正常の心臓では洞房結節がペースメーカーとなり，心
臓を拍動させている。図中の矢印は興奮伝導の方向を示す。

となる。洞房結節，房室結節，ヒス束にある特殊心筋は自動興奮性があ
り，一定のリズムで活動電位を発生している。そのリズムの速さは洞房
結節が最も早く（1分間に60回〜80回程度），その興奮が心房筋（固有
心筋）→房室結節→ヒス束→索枝→プルキンエ線維網→心室筋（固有心
筋）の順に伝わる。心房筋と心室筋は電気的に絶縁されているため，心
房筋の興奮が直接心室筋に伝わることはない。洞房結節からプルキンエ
線維網までの興奮が伝わる経路は房室刺激伝導系と呼ばれ，洞房結節の
興奮が心室筋に伝わるまでに時間的な遅れが生じるため，心房筋の収縮
が心室筋に先行して起こる機序となっている。これにより心房内の血液
が心室内に十分に送り込まれてから心室が収縮することになる。細胞は
一度反応（興奮）したあと興奮できない期間があるため（不応期），房
室結節やヒス束にある特殊心筋細胞はそれぞれの固有リズムで興奮する
ことはできない。しかし心臓に何らかの異常（興奮伝導の異常など）が
あるときに，心臓の拍動が止まらない補助装置としての役割を担ってい

る。以上のように，正常の心臓では洞房結節がペースメーカーとしての役割を発揮している。また，後述するように洞房結節のリズムは自律神経（交感神経系と副交感神経系）やホルモンにより調節されており，そのペースは心身の状況によって変化する。

④　心電図（electrocardiogram: ECG）（図7-4）
　心臓の拍動は心臓に生じる電気的な変化に起因するため，電気的導体である生体の表面にセンサ（電極）を置くことでその電気的活動，すなわち心電図を導出することが可能である。通常心電図は国際的に基準化された12種類の誘導法により導出される。心電図波形の各成分の大きさや発現時間の変化から心臓の異常（不整脈や心筋梗塞など）を検出することが可能となる。運動中の心臓の変化を捉える目的で心電図が測定されることもあり，得られた心電図を運動負荷心電図という。

⑤　心臓の収縮調節
　心臓の収縮の強さは身体の種々の条件によって刻々と変化する。その仕組みは内在性調節と外来性調節によって説明される。前者は，心臓の

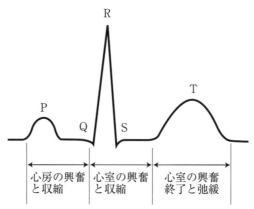

図7-4　心電図
　典型的な心電図波形を示す。主にP波，Q波，R波，S波，T波で構成されている。

大きさが大きいほど心臓の収縮力が高まるという心筋の特性による（フランク・スターリングの心臓の法則と呼ばれている）。心臓の大きさは心臓へ還る血液の量（静脈還流量）に依存するので，静脈還流量が増えれば心筋が力強く収縮し，心臓に戻った血液量をしっかりと押し出すことができる。外来性調節とは自律神経系（第10章参照）と液性因子（ホルモンや代謝産物などの血中物質）による調節をいう。心臓は交感神経と副交感神経により支配されている。交感神経末端からはノルアドレナリンという神経伝達物質が分泌され，心臓にあるβ_1受容体に結合することで，心臓の拍動リズムが促進し（洞房結節のペースメーカー細胞の興奮リズムが速くなる），また心筋の収縮力も高まる。さらに，交感神経系の緊張が高まることで副腎髄質が刺激され，そこからホルモンであるアドレナリンが血液中に分泌される。血中アドレナリンは心臓へ到達するとβ_1受容体に作用し，液性因子として心臓交感神経と類似した反応を引き起こす。一方，迷走神経内に含まれる心臓副交感神経の活動が高まると，その末端から分泌されるアセチルコリンが心臓にあるムスカリン受容体（アセチルコリン受容体の1つ）に作用し，心臓の拍動リズムが遅延する。

⑥　心臓に関わる生理的パラメータ

　心臓の1分間当たりの収縮・弛緩回数を心拍数という。通常は橈骨動脈（手首にある動脈）の拍動により測定される脈拍数に等しい。しかし心臓に異常があると，心臓の拍動がうまく血管に伝わらないため，心拍数と脈拍数が一致しないこともある。成人の安静時は約60から70拍であり，心身の状態で変化し，20歳の人では運動によって最大で200拍まで上昇することもある（第10章参照）。心臓が1回収縮する際に駆出される血液量を1回拍出量といい，安静時の値は成人で約70mlである。心臓が1分間で駆出する血液量を心拍出量とよび1回拍出量×心拍数で表される。安静時の値は成人で約5lである。1回拍出量および心拍出量も心身の状態により変化する。

（2）　血管系の構造と機能

① 　血管系の構造

　前述したように，左心室から出る血液（動脈血）は大動脈→動脈→全身の毛細血管→静脈→大静脈→右心房の順に流れ，毛細血管では物質交換が行われており，血液中の酸素と栄養素を細胞に供給し，二酸化炭素や代謝産物を血管内に取り込んでいる。左心室から右心房までの血液の流れを体循環系という（図7-2）。これに対し，右心室から肺を経て左心房まで戻る血液の流れを肺循環系と呼び，肺の微細構造である肺胞の毛細血管で肺胞内酸素を血液中に取り込み，反対に血液中の二酸化炭素を肺胞内に排出している。

　以上のように，血管系は大きく，動脈，毛細血管，静脈に分類される（図7-5）。動脈は末梢組織へ向かうにつれて無数に枝分かれして毛細血管となり，無数の毛細血管は心臓に向かうにつれて合流し静脈となる。動脈の壁は内膜，中膜，外膜の3層構造であり，内膜は血管内皮細胞，中膜は主として血管平滑筋細胞とエラスチン（タンパク質）を主成分とする弾性板，そして外膜は結合組織により構成されている。動脈のうち，大動脈をはじめとする太い血管は中膜が厚く弾性力に富む。一方，毛細血管に移行する手前の細動脈は弾性版が少なく，血管が収縮・弛緩しやすい構造になっている。細動脈は交感神経による支配を受け，心身の状態により血管が収縮・弛緩しその部位における血流量が巧みに調節されている（第10章を参照すること）。静脈にも内・中・外膜があるが，中膜は非常に薄いため，伸展しやすい。そのため安静時には全身の血液のうち約60%が静脈内にあり，ゆっくりと心臓へ血液が移動している。また，直径1mmの四肢の静脈の内膜は袋状の構造になっており，静脈弁として血液の逆流を防いでいる。毛細血管は内皮細胞である内膜と，その外側にある非常に薄い膜（基底膜）で構成される。毛細血管では物質交換が行われるため，内皮細胞同士のつなぎ目には隙間が存在する（臓器によっては毛細血管の内皮細胞に窓のような孔があり，物質が移動しやすくなっている）。一方脳血管の内皮細胞間には隙間がみられず，物質透過性は低く，限られた物質しか通過することができない。

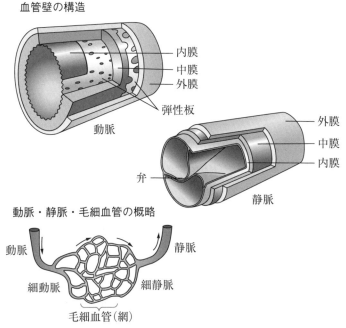

図 7 - 5　**血管の構造**（文献 1 ）より引用改変）
　動脈と静脈は内膜，中膜，外膜の 3 層からなり，毛細血管は
内膜のみの 1 層からなる。一部の四肢の静脈には弁があり，血
液の逆流を防いでいる。図中の矢印は血液の流れる方向を示す。

②　血液を流す力－血圧

　血圧とは血液を押し流す力であり，また血液が血管を押す力でもある。
指先などに針が刺さると出血するのは血圧があるためである。通常血圧
は動脈圧のことを指し（以下，補足がない限り血圧は動脈圧を指す）そ
れは心臓と血管の状態によって決まる。血圧について理解するためには，
水道の蛇口（心臓）とホース（血管），そしてその中を流れる水（血液）
の関係について考えると理解しやすい。蛇口を大きくひねる（心臓の拍
動が早く強くなる）とホース内の水圧（血圧）が増し，水（血液）は勢
いよくホース（血管）の中を流れていく。またホース（血管）の先端が
細くなったり詰まったりしてもホース内の水圧（血圧）が増す。した
がって血圧は心臓の状態と血管の状態によって決まり，血圧＝心拍出量

（心拍数×1回拍出量）×総末梢血管抵抗と表わすことができる。総末梢血管抵抗は末梢血管における"血液の流れにくさ"を示している。

　また，血圧の様子を詳細に観察すると，心臓の拍動に応じて絶えず揺らいでいる。心周期に対応した血圧変化の中で，最大の値を最高血圧（または収縮期血圧），最小の値を最低血圧（または拡張期血圧）といい，最高血圧と最低血圧の差を脈圧という。血圧は通常上腕動脈で測定されるが，この際の平均血圧は最低血圧＋脈圧／3で算出される。安静時の正常血圧は最高血圧が140mmHg以上かつ／または最低血圧が90mmHg以上で高血圧と診断される。

③　静脈における血液循環

　静脈圧は10mmHg程度と動脈圧に比べて著しく低値である。しかし右心房圧はほぼ0mmHgであるので，血液は心臓に向かってゆっくり流れる。また心臓への静脈還流量を促す補助機構が存在する。その1つは下肢筋群の収縮弛緩による筋ポンプで，静脈には弁があるため，骨格筋の収縮弛緩により筋内静脈が押しつぶされたり開放されたりすると血液は心臓方向へ移動する。もう1つは呼吸ポンプで，息を吸うとき（吸気時）には胸腔内は陰圧となるため，胸郭内にある大静脈の拡張により血液が心臓へ戻りやすくなる。

④　肺循環系

　右心室から始まり左心房に終わる肺循環系は，体循環系に比べて血液の移動距離が短くまた血管抵抗も低いため，低い灌流圧で血液が流れている。平均肺動脈圧は約15mmHgと，体循環系の1／6程度である。そのため右心室筋は左心室筋よりも薄い。

2.　呼吸系

　呼吸系は大きく肺・気道系，胸郭系，および呼吸調節系に分けられる。気道系は体外の空気を肺へ送るための通り道であり，肺はガス交換（血中への酸素の取り込みと血中からの二酸化炭素排出）の場である。肺の

周りには胸郭があり，呼吸筋による胸郭運動が肺の容積を変化させることで呼吸運動（吸息と呼息）が行われる。呼吸筋への指令は延髄にある呼吸中枢で作られ，体内のガス分圧の情報などをもとに呼吸の深さやリズムが決定される。血液中に取り込まれた酸素は循環系の助けを借りて全身の組織へ送られており，組織で生成された二酸化炭素もまた循環系の助けを借りて肺へ送られている。ここでは循環系との連動についても学ぶ。

（1）　呼吸系の構造と機能

①　肺・気道系と胸郭系

　気道系は空気の通り道であり，鼻孔から始まり，鼻腔，咽頭，喉頭，気管，左右 2 本の主気管支へと続く（図 7 - 6 ）。主気管支はさらに 2 本ずつ枝分かれし第16分岐で終末細気管支となる。ここまでが気道系であり，気道内空気と体内を流れる血液との間ではガス交換が行われないため，この空間は死腔となっている。終末細気管支の先が直径約200µm

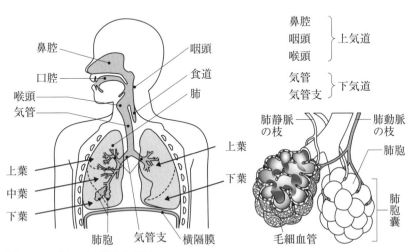

図 7 - 6　肺・気道系の構造
　肺・気道系は鼻腔，咽頭，喉頭，気管，気管支，肺からなり，鼻腔から喉頭までを上気道，気管および気管支を下気道という。肺の実体は肺胞の集まりであり，肺胞でガス交換が行われる。

の肺胞（図7-6）であり，肺胞内の空気と肺胞壁にある毛細血管内の血液との間でガス交換が行われている。肺胞は左右併せて約3億個あり肺を構成している。毛細血管を除く肺胞壁は薄い上皮細胞からできており，一部の上皮細胞はサーファクタントを含む肺胞表面活性物質を分泌しており肺胞の虚脱を防いでいる（肺胞を縮みにくくしている）。

　肺は自ら膨らむことはできないため，肺を膨らませる（すなわち肺胞内へ空気を取り込む）仕組みが必要である。その役割を担っているのが胸郭系である（図7-7）。胸郭系は胸骨，脊柱（胸椎），肋骨，肋間筋，そして胸郭の底にある横隔膜によって構成されている。胸郭系の内部の空間を胸腔と呼び，肺や心臓は胸腔内に収容されている。肺は胸膜を介して胸郭内壁に結合している。胸膜の詳細を見ると二重構造になっており，それぞれ臓側胸膜と壁側胸膜と呼ばれ，その間の空間（胸膜腔）は陰圧となっている。この陰圧によって肺は胸郭内壁側に引っ張られ，膨らんでいる。

　胸郭系は横隔膜や肋間筋の収縮により拡大・縮小する。横隔膜と外肋

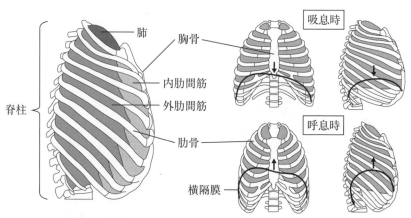

図7-7　胸郭系の構造
　胸郭系は胸骨，肋骨，脊柱（胸椎），肋間筋，そして横隔膜によって構成される。安静時の呼吸では横隔膜と外肋間筋の収縮により，胸郭系が拡大し肺が膨らむ（吸息）。激しい呼吸時にはその他の呼吸筋群（補助呼吸筋）も使われる。

間筋は主呼吸筋と呼ばれ，横隔膜の収縮は自らを下方へ移動させ，外肋間筋の収縮は胸郭の左右前後径を増大させるため，胸腔容積が増大する（図 7-7）。これに伴い胸膜腔の陰圧がより強くなるため，肺もより大きく膨らむことになる。肺の容積が多くなった分だけ気道を通じて空気が肺に入る。この一連の過程が吸息である。吸息が終わると横隔膜が弛緩し胸郭系の底面が挙上する。さらに外肋間筋が弛緩することで，肺の粘弾性力と肋骨の重さにより，胸骨および肋骨が沈下する。これにより胸腔容積が小さくなりその分の肺内空気が体外に呼出される。この一連の過程が呼息である。

②　呼吸調節系

　以上の説明のように，呼吸運動の実体は胸郭運動であり，安静時の呼吸は横隔膜と外肋間筋の収縮・弛緩によって行われている。横隔膜と外肋間筋はともに骨格筋であり横隔膜神経および肋間神経内に含まれる運動神経により調節されている（図 7-8）。生命活動に不可欠な無意識的な呼吸運動は自律機能として扱われるが，呼吸運動は任意に調節することも可能である。これにより，喉頭にある声帯を利用して発声したり，笑ったり，泣いたり（これらを行動としての呼吸ということもある），そして息を止めて海に潜ったりすることが可能となる。呼吸リズムを作り出す中枢は主として延髄にあり，延髄背側部や延髄腹側部にある神経核群がネットワークを構成し（呼吸中枢），さまざまな情報を集約（統合）し，生体の恒常性を維持すべく適切な呼吸リズムが形成され，その情報が横隔膜神経や肋間神経などに伝わり呼吸運動が起こる。呼吸中枢への情報は多様で，血液中の酸素の量（酸素分圧）をモニターしている末梢化学受容器（頸動脈小体など），血液中の二酸化炭素分圧をモニターしている延髄腹側部の中枢化学受容領域，気管や気管支の容積をモニターしている肺伸展受容器，咽頭や喉頭などにある侵害受容器，運動時に反応する骨格筋受容器などが呼吸調節のためのセンサとして働く（図 7-8）。意識的に呼吸運動を制御する場合，呼吸中枢は大脳皮質からの情報を受けている。

120

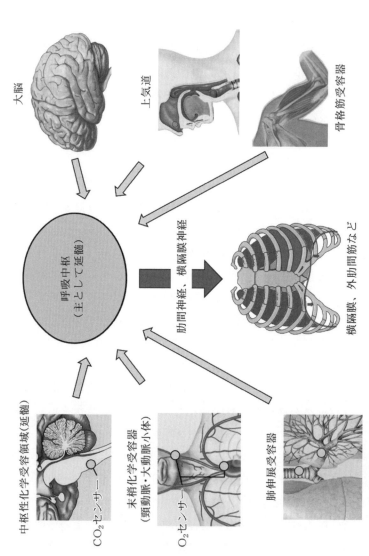

大脳

上気道

骨格筋受容器

呼吸中枢
（主として延髄）

肋間神経、横隔膜神経

横隔膜、外肋間筋など

中枢性化学受容領域（延髄）

CO_2センサー

末梢化学受容器
（頸動脈・大動脈小体）

O_2センサー

肺伸展受容器

図7−8　呼吸調節系の全体像

　呼吸中枢は主として延髄にあり，末梢からのさまざまな情報を得ながら，生体の恒常性を維持するために必要な呼吸リズムと深度を決定している。その情報は運動神経を経て呼吸筋群へ伝えられる。

③　呼吸系に関する生理的パラメータ

　呼吸に関連した生理的パラメータは体格差に大きく依存するため，個人差が大きい。1回の呼吸運動で吸い込む空気の量（吸気量）と排出される肺気量（呼気量）はほぼ等しく，1回換気量と呼ばれ，成人では約500ml である。安静時の1分間あたりの呼吸数は成人で約12〜15回であるので，1分間の換気量（分時換気量）は約6,000〜7,000ml となる。また，安静時の吸息後に，さらに吸い込むことができる空気の量の最大値を予備吸気量（成人で約2,000ml）といい，安静時の呼息後に，さらに吐きだすことができる空気の量の最大値を予備呼気量（成人で約1,000ml）という。一回換気量に予備吸気量と予備呼気量を合わせたものが肺活量（成人で約4,000ml 程度）である。なお，最大限の呼息を行っても肺内の空気を空にすることはできない。その肺気量を残気量（成人で約1,000ml），そして肺活量と残気量を足したものを全肺気量（成人で約5,000ml）という。安静時の呼吸では，呼息後も予備呼気量＋残気量分の空気が肺内に残っている。これを機能的残気量（成人で約2,000ml）という。安静時の呼吸では，肺内の空気は外気と大きくは入れ替わっていないことがわかる。

　通常，肺活量は，最大吸息時を基準にして，そこから最大呼息を行った際に吐きだした呼気量として計測される。またこの際に最大速度で呼息を行わせた場合，1秒間で吐き出した呼気量を1秒量，肺活量を100としたときの相対値で示した値を1秒率とよぶ。慢性気管支炎などを患っている場合は1秒率が低くなる。

（2）　呼吸系と循環系の連動

①　ガス交換のための血液循環

　吸い込んだ空気中の酸素は肺の微細構造である肺胞によって体内，すなわち肺胞内から血液中に取り込まれ，反対に血液中の二酸化炭素は肺胞内へ排出される。これを外呼吸と呼ぶ（図7-9）。酸素化された血液は動脈血となり肺静脈を通って左心房に入り，左心室の駆動力により全身を流れる。末梢組織まで到達した血中酸素は毛細血管から間質そして

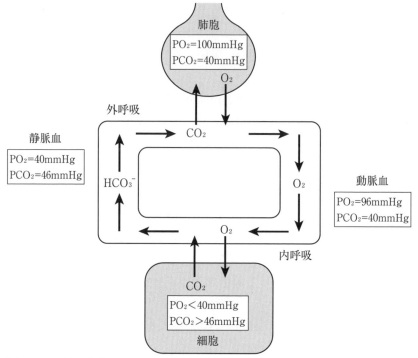

図7-9　ガス交換
　肺におけるガス交換では，肺胞内から血液へ酸素が移動し，血液から肺胞内へ二酸化炭素が移動する。一方細胞におけるガス交換では，血液から細胞へ酸素が移動し，細胞から血液へ二酸化炭素が移動する。

細胞内へと移動する。細胞内ミトコンドリアによってATP生成過程で生じた二酸化炭素は細胞から間質，そして血液に入る。このように細胞内外におけるガス交換を内呼吸と呼ぶ（図7-9）。内呼吸を終えた血液は静脈血となって上・下大静脈を経て心臓（右心房）へ戻る。心房収縮によって右心室へ送り込まれた静脈血（混合静脈血）は右心室の駆動力により肺動脈へと押し出され，肺胞毛細血管まで到達すると，そこで外呼吸が行われる。右心室から左心房までの肺循環系は外呼吸のための循環系であり，左心室から右心房までの体循環系は全身組織における内呼吸のための循環系である。ちなみに肺胞自体も上皮細胞で構成されているので，生きていくために酸素や栄養素が必要である。肺胞組織も体循

環系によって酸素や栄養素を得ている（胸大動脈から分岐する気管支動脈より血液が供給されている）。

②　肺におけるガス交換

　肺胞内と肺胞毛細血管でのガス交換はガス分圧差に依存した拡散により行われる（図 7 - 9 ）。ガスは脂溶性であるため毛細血管内皮細胞や肺胞上皮細胞の細胞膜を自由に通過することができる。肺胞内酸素分圧は約100mmHg で肺動脈側の毛細血管内静脈血中の酸素分圧は約40mmHg であるため，その分圧差に依存して酸素は肺胞内から毛細血管内へ移動する。一方，静脈血中の二酸化炭素分圧は約46mmHg で肺胞内二酸化炭素分圧は約40mmHg であることから，その差分だけ二酸化炭素は毛細血管内から肺胞内へ移動する。二酸化炭素の分圧差は酸素のそれの10分の 1 程度であるが，二酸化炭素の拡散速度は酸素よりも約20倍速いため，酸素より速く平衡状態（肺胞内分圧と毛細血管内分圧が等しくなる）に達する。ガス交換を終えた血液は，動脈血となって肺静脈を流れ左心房へ向かう。

③　血液による酸素運搬

　血液中に取り込まれた酸素のほとんどすべてが赤血球内のヘモグロビンと結合し運搬される。ヘモグロビンは鉄を含むヘムとグロビンというタンパク質が結合した構造を 4 つもっており（ 4 量体），ヘムと酸素は 1 対 1 の割合で結合するので， 1 分子のヘモグロビンは 4 分子の酸素と結合することができる。血中ヘモグロビンは約15g/dl で 1 g のヘモグロビンにつき，1.34ml の酸素を運ぶので，全てのヘモグロビンが酸素と結合した場合，血液100ml（ 1 dl）に対し約20ml（血液の1/5 ）の酸素が含まれることになる。これをヘモグロビンの酸素容量という。また，ヘモグロビンの酸素容量に対して何％の酸素が含まれているか示したものをヘモグロビンの酸素飽和度という。動脈血のヘモグロビンはほぼ全てが酸素と結合しているため，酸素含量は酸素容量にほぼ等しく酸素飽和度もほぼ100% である。一方静脈血の酸素含量は約14ml/dl で，酸素

飽和度は約75％ある。

　ヘモグロビンは４量体であることで特徴的な機能を発揮する。ヘモグロビンの酸素に対する親和性（結合力）は結合している酸素の量に応じて変化する（結合する酸素の量が増えるほど親和性が高くなる）。つまり，赤血球が曝される酸素分圧が高いほど（赤血球周囲にある酸素の量が多いほど），ヘモグロビンの酸素飽和度が高くなる。この関係を図示したものをヘモグロビンの酸素解離曲線と呼び，それはＳ字状を描く（図７-10）。ヘモグロビンの酸素に対する親和性の変化をホモトロピック効果（アロステリック効果の１つ）という。一方，ヘモグロビンのヘム以外の場所へ二酸化炭素やH^+などが結合しヘモグロビンの酸素に対する親和性が低下することをヘモグロビンのヘテロトロピック効果という。例えば運動時など代謝が亢進している（二酸化炭素やH^+が多く生成されている）状況では，一定の酸素分圧下におけるヘモグロビンの酸素親和性が低下するので酸素解離曲線は右方向へシフトする。この現象

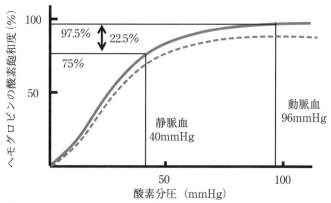

図７-10　ヘモグロビンの酸素解離曲線
　ヘモグロビンは酸素分圧の高いところでは酸素と結合する力が強く，分圧が低いところではその力が弱い。このため酸素分圧とヘモグロビン酸素飽和度の関係はＳ字状になる。またこの曲線は，二酸化炭素分圧が高い環境やpHが低い状態では右方向にシフトするので（ボーア効果，図中の破線），ヘモグロビンの酸素に対する結合力が弱くなる。

をボーア効果と呼ぶ（図7-10）。

④　組織におけるガス交換

　細胞では酸素が消費されているので，細胞や周囲の間質液では毛細血管内に比べ酸素分圧が低い。したがって毛細血管内の酸素は間質液，細胞の順に移動する。反対に細胞では二酸化炭素が生成されるため，二酸化炭素分圧は毛細血管内の方が低いので，細胞から間質液，そして毛細血管へと拡散によって移動する（図7-9）。組織毛細血管における血液中の酸素分圧の低下は，ヘモグロビンの酸素親和性を低下させるため，ヘモグロビンが酸素を遊離する（ヘモグロビンのホモトロピック効果）。また代謝が亢進している部位では二酸化炭素や H^+ の助けもあって，より多くの酸素を遊離するようになる（ボーア効果およびヘモグロビンのヘテロトロピック効果）。

⑤　血液による二酸化炭素運搬

　血管内に移動した二酸化炭素は，赤血球内に入り，炭酸脱水酵素の作用を受けて炭酸になる。炭酸は不安定なのですぐに H^+ と HCO_3^-（重炭酸イオン）に電離する。HCO_3^- のほとんどは赤血球を出て血漿に溶け込み，血液中を循環する（図7-9）。したがって毛細血管に取り込まれた二酸化炭素のほとんどが HCO_3^- として血中に存在している（血中二酸化炭素のうち約80％）。またヘモグロビンと結合したカルバミノ化合物として循環しているものもあるため（血中二酸化炭素のうち約10％），二酸化炭素のまま血中に溶解しているものは全体の10％に過ぎない。HCO_3^- は肺まで到達すると主として肺毛細血管内皮細胞に存在する炭酸脱水酵素の作用を受けて炭酸を経て二酸化炭素に戻される。こうしてガス化されることにより，毛細血管と肺胞壁を通過し肺胞内へ移動（拡散）することができる（図7-9）。

3. まとめ

　以上，本章では呼吸系と循環系のそれぞれの構造と機能に加え，外呼

吸と内呼吸を目的とした両者の連動した機能についても述べた。生物学について馴染みが薄い学生にとっては難度の高い内容であったかもしれない。本章で学んだ基礎医学的知識は他章で学ぶ,体力や健康,トレーニング科学を理解するうえで必須なものとなるので,他の専門書も参考にしながら知識の習得に努めていただきたい。また,この本では深く触れられていない,消化器系や腎臓なども循環系と連動し,かつ体力や健康を支える基盤となっている。できる限り解剖生理学全般を学修してもらいたい。

研究課題

1. 体外の酸素が細胞に供給されるまでの一連の過程を考えてみよう。
2. 細胞内で発生した二酸化炭素が体外に排出されるまでの一連の過程を考えてみよう。
3. 心臓の動きはどのようなメカニズムで調節されているのか,まとめてみよう。

引用文献

1) 中里浩一,岡本孝信,須永美歌子.1から学ぶスポーツ生理学(第2版),NAP,東京,2016.

参考文献

① 本間研一監修. 標準生理学（第 9 版）, 医学書院, 東京, 2019.

② 坂井建雄, 岡田隆夫. 系統看護学講座 専門基礎分野 人体の構造と機能［1］解剖生理学, 医学書院, 東京, 2019.

③ 岡田隆夫監訳. 心臓・循環の生理学, Levick. J.R. *An Introduction to Cardiovascular Physiology*, 5th ed, メディカル・サイエンス・インターナショナル, 東京, 2011.

④ 前田正信監訳. エッセンシャル神経科学, Allan Siegel & Hreday N. Sapru. Essential Neuroscience（丸善株式会社, 東京, 2008）

⑤ 吉川文雄, 星　猛, 林　曦. 標準看護学講座 2. 解剖生理学 人体の構造と機能（第 3 版）, 金原出版, 東京, 1991.

8 健康・スポーツの生理学⑸
内分泌系

| 須永　美歌子

　生体内環境を一定に保つためには，内分泌系の働きが非常に重要である。運動は，生体の内部環境を大きく変化させるほどの強い刺激となるが，運動刺激に応じてホルモンが分泌することによって，各器官や細胞の働きが調節されている。本章では，運動・トレーニングが内分泌系に与える影響とそれがもたらす生理作用について学ぶ。

1. 内分泌系の機能

(1) 内分泌系とは

　内分泌系は，生体内の調節を担っており，常に内部環境および外部環境の変化を監視し，身体活動に応じた調節を行うように指令を出している。内分泌系は，ホルモンという化学的伝達物質を介して作用している。ホルモンとは，20世紀初めにイギリスの生理学者である Starling と Bayliss が初めて用いた言葉であり，ギリシャ語の "hormao＝刺激する" に由来する[1]。しかし，すべてのホルモンが促進的に働くわけではなく，抑制的な作用をもつホルモンも存在する。

　ホルモンは，内分泌組織（図8-1）から分泌され，血液によって標的細胞に運搬される。標的細胞には，各ホルモンに特異的に反応する受容体があり，この受容体とホルモンが結合することによって生理作用が発現する。しかし，最近では，ホルモンが作られた場所と隣接する細胞（傍分泌），または作られた細胞そのもの（自己分泌）に働くことや局所的に作用することがわかってきたため，体の中でさまざまな情報を伝え合う生理活性物質の総称としてホルモンという言葉が使われている。

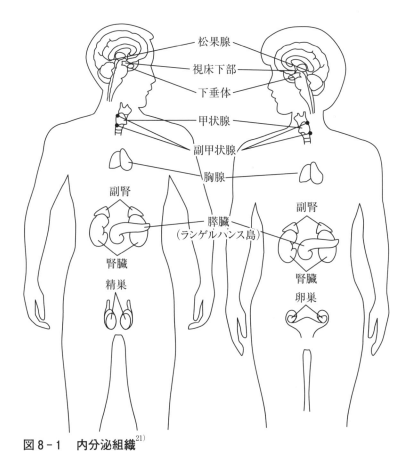

図 8-1　内分泌組織[21]
　ホルモンは内分泌組織から分泌され，血液によって標的細胞まで
運搬される。

　ホルモンがもたらす作用の強さは，血中濃度によって決定する。ホル
モンの血中濃度はごく微量であり，分泌量の増減は血中濃度に反応する。
ホルモンの分泌調節は，フィードバックによって行われている（図8-
2）。ホルモン分泌の命令は，主に階層的に支配されており，上位ホル
モンから下位ホルモンへと支配されている。例えば，視床下部から分泌
される成長ホルモン放出ホルモンまたは成長ホルモン抑制ホルモンに
よって，下垂体前葉からの成長ホルモン分泌量は増減する。また，多く
のホルモンはネガティブ（負の）フィードバックによって調節されてお

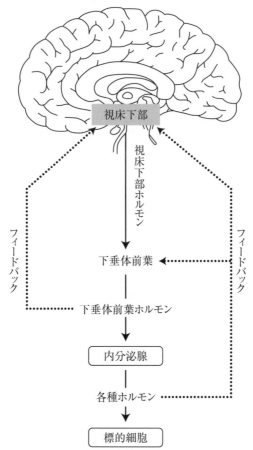

**図8-2　ホルモン分泌の調節・ネガティブ
　　　　フィードバック機構**[21]
　ホルモン分泌の命令は，上位ホルモンから
下位ホルモンへと支配されている。また，多
くのホルモンの分泌量はネガティブフィード
バック機構（点線矢印）によっても調節され
ている。

　り，ホルモンの分泌量が増加すると分泌が抑制され，分泌量が減少する
と分泌が促進される。ホルモンは，分泌量が過剰であっても不足しても
生体に障害が生じる。そのため，各ホルモンの分泌量は厳密に調節し，
一定に保つ必要がある。

表8-1　さまざまなホルモンの作用[21]

分泌器官	ホルモン	主な標的組織	主な作用
視床下部	放出ホルモン（ゴナドトロピン［性腺刺激ホルモン］放出ホルモン，コルチコトロピン［副腎皮質刺激ホルモン］放出ホルモンなど）	下垂体前葉	特異的なホルモンの分泌を刺激
	抑制ホルモン（乳腺刺激ホルモン抑制ホルモン，成長ホルモン抑制ホルモンなど）	下垂体前葉	特異的なホルモンの分泌を抑制
下垂体前葉	成長ホルモン	多くの組織	タンパク質合成促進，成長促進
	プロラクチン	乳腺	乳房・乳腺の発育と乳汁産生・分泌
	甲状腺刺激ホルモン	甲状腺	甲状腺ホルモンの分泌を促進
	副腎皮質刺激ホルモン	副腎皮質	副腎皮質ホルモンの分泌を促進
	性腺刺激ホルモン（黄体形成ホルモン，卵胞刺激ホルモン）	性腺（卵巣・精巣）	性腺機能を指摘
下垂体後葉	オキシトシン	子宮	収縮
		乳腺	射乳の誘発
	バソプレッシン（抗利尿ホルモン）	腎臓	水の再吸収を促進
甲状腺	甲状腺ホルモン（T_2, T_6)	多くの組織	代謝促進，正常な成長・発育に必須
	カルシトニン	骨・腎臓	血中のカルシウムイオン濃度低下
副甲状腺（上皮小体）	副甲状腺ホルモン	骨・腎臓	血中のカルシウムイオン濃度上昇
膵臓（ランゲルハンス島）	インスリン	多くの組織	血糖値低下
	グルカゴン	肝臓・脂肪組織	血糖値上昇
	ソマトスタチン	ランゲルハンス島	インスリンとグルカゴンの分泌を抑制
副腎髄質	カテコールアミン（アドレナリン・ノルアドレナリンなど）	心筋・血管・肝臓・脂肪組織	心拍数・血圧・代謝・血糖値の上昇
副腎皮質	糖質（グルコ）コルチコイド（コルチコステロン，コルチゾールなど）	多くの組織	血糖値上昇，抗炎症，胃酸分泌促進
	電解質コルチコイド（アルドステロンなど）	腎臓	ナトリウムイオンの再吸収促進
	副腎アンドロゲン		女性の性欲促進，陰毛発育
精巣	アンドロゲン（テストステロン）	多くの組織	男性第二次性徴の発現
		生殖器官	精子形成
卵巣	エストロゲン（エストラジオールなど）	多くの組織	女性第二次性徴の発現
		生殖器官	卵胞発育・子宮内膜肥厚・膣上皮増殖
	プロゲステロン	子宮	妊娠の維持
		乳腺	発達の促進
消化管	消化管ホルモン（ガストリン，セクレチンなど）	消化管・胆のう・膵臓	消化管機能の調節
腎臓	レニン	副腎皮質	アルドステロン分泌を促進
	エリスロポエチン	骨髄	赤血球の生成を促進
松果体	メラトニン		概日（がいじつ）リズム
心臓	心房性ナトリウム利尿ペプチド	腎臓	ナトリウムイオンの排泄を促進

（2） ホルモンの種類と作用機序

　ホルモンの種類は，化学構造の違いによって3群に分類される。第一はペプチドホルモン（バゾプレッシン，インスリンなど），第二はステロイドホルモン（コルチゾール，テストステロン，エストロゲンなど），第三はアミン（アドレナリン，ノルアドレナリン，ドーパミンなど）である。

　ペプチドホルモンは数個から数百個のアミノ酸によって構成される水溶性ホルモンであり，大多数のホルモンがこれに属する。ステロイドホルモンは，ステロイド核をもつ脂溶性ホルモンで，コレステロールから生成される。アミンは，アミノ酸から生成されるホルモンであり，カテコールアミン（水溶性）や甲状腺ホルモン（脂溶性）がある。

　ペプチドホルモンとカテコールアミンは，水溶性であるため，細胞膜上の受容体と結合し，細胞内でセカンドメッセンジャーを介して生理作用を発現する（図8-3-A）。一方，ステロイドホルモンと甲状腺ホルモンは細胞膜を透過して細胞内にある受容体と結合し，核内に入ってDNAに作用し，mRNAを介して特定のタンパク質の合成を促して生理作用を発現する（図8-3-B）。

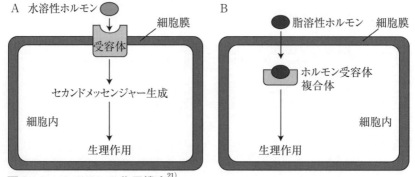

図8-3　ホルモンの作用機序[21]

　水溶性ホルモン（A）は，受容体が細胞膜上に存在し，細胞内情報伝達物質（セカンドメッセンジャー）を介して生理作用を発現する。脂溶性ホルモン（B）は，細胞膜を透過して細胞内にある受容体と結合し，核内に入ってDNAに作用し，生理作用を発現する。

　ホルモンは生理作用からも分類することができる。①生体内環境を安定に保つホルモンとして，体液量や血圧を維持するアルドステロン，バゾプレッシンなどがある。また，②感染やストレスなどに対して生体防御反応に関与する視床下部，下垂体，副腎皮質を分泌器官とする副腎皮質刺激ホルモン，コルチゾールなどがあり，ストレスホルモンとよばれる。さらに，③消化吸収に影響するセクレチン，インスリン，④エネルギー代謝調節に関与するアドレナリン，ノルアドレナリン，⑤生殖機能に関与する性ホルモン（テストステロン，エストロゲン）や発育や成長に関与する成長ホルモン，甲状腺ホルモンなどがある[2]。

2. 運動トレーニングとホルモン

　運動刺激によってホルモン分泌応答はさまざまに変化する。運動の種類や強度などの違いに応じてホルモン分泌がなされ，体内の内部環境をコントロールしている。そのため，ホルモンの変化を観察することによって，運動刺激による生体への影響を推察することができる。したがって，一過性（急性）の運動負荷時のホルモン分泌の変化は，トレーニング効果を反映すると考えられている。

（1）　糖質代謝とホルモン

　糖質は，骨格筋を収縮させ，身体を動かす際の重要なエネルギー源である。食事によって摂取されたでんぷんなどの糖質は，グルコースにまで分解されて腸管から吸収される。吸収されたグルコースは，門脈を介して肝臓や骨格筋に運搬されてグリコーゲンとして貯蔵される（図 8-4）。

　糖質代謝に関与するホルモンにはグルカゴン，カテコールアミン，インスリンなどがある。グルカゴンは膵臓のランゲルハンス島 α 細胞から分泌され，肝臓のグリコーゲンを分解し，血中グルコース濃度を上昇させる作用をもつ。また，カテコールアミンは，肝臓や骨格筋細胞の β アドレナリン受容体と結合し，グリコーゲンを分解する。

　肝臓や骨格筋でグリコーゲンが分解されると，血液中にグルコースと

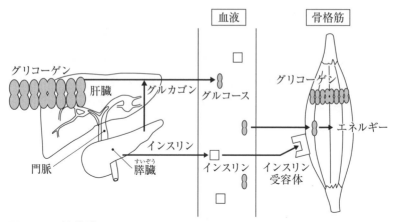

図8-4　糖代謝

して放出される。血液中のグルコース濃度が高まると，膵臓のランゲル
ハンス島β細胞からインスリンが分泌される。インスリンは，骨格筋細
胞へのグルコースの取り込みを促進させ，血中グルコース濃度を低下さ
せる作用をもつ。骨格筋に取り込まれたグルコースは，エネルギー産生
のために利用される。

（2）　脂質代謝とホルモン

　脂質は，有酸素運動など中〜低強度・長時間の運動時にエネルギーと
して利用される。脂肪組織としてトリグリセリド（中性脂肪）のかたち
で貯蔵され，運動時にエネルギーとして利用される場合には，ホルモン
感受性リパーゼの作用によってグリセロールと遊離脂肪酸（FFA：free
fatty acid）に分解される。リパーゼの活性を高め，脂肪分解を促進す
る作用をもつホルモンには，カテコールアミン，成長ホルモン，副腎刺
激ホルモン，甲状腺刺激ホルモンがある。このなかでも特にカテコール
アミンが脂肪分解の調節に強く影響を及ぼす。

　カテコールアミンの脂肪分解，代謝促進の作用については，脂肪組織
の部位によって反応が異なる。脂肪組織は，腹腔内の内臓脂肪組織と身
体各部表層の皮下脂肪組織に分けられる。皮下脂肪組織に比べて内臓脂
肪組織の代謝活性が高いといわれている[2]。つまり，運動による脂肪分

解効果は，腕や大腿部よりも腹部における効果が高いといえる。運動時のカテコールアミンの分泌量は運動強度に依存しており，低強度では変化はみられず，中強度である最大酸素摂取量（$\dot{V}O_2$max）の60%強度を境に急激に増加する[3]。強度が高まるほどカテコールアミンは増加するが，高強度の運動時には脂質ではなく糖質がエネルギー基質として利用されるため，脂肪燃焼のための運動は，$\dot{V}O_2$max の60%強度が効果的であると考えられている。

（3）　タンパク質代謝とホルモン

　レジスタンストレーニングによって全身の筋群に負荷を与え，筋肥大を生じさせて骨格筋機能（筋力・筋パワー）の向上を図るためには，筋タンパク質合成（同化：アナボリック）が筋タンパク質分解（異化：カタボリック）を上回ることが必要である。タンパク質代謝にはさまざまなホルモンが関与している。タンパク質同化作用をもつアナボリックホルモンは，骨格筋においてタンパク質合成を高めることから，筋肥大と関係があると考えられており，代表的なものとしてテストステロンが挙げられる。

　テストステロンは男性ホルモンとして知られており，主に精巣から分泌される。男性における第二次性徴を促進し，精子の形成，ひげや体毛の成長を促す。さらに，筋タンパク質合成[4)5)]と筋内におけるアミノ酸の取り込みを促進し[6)]，筋タンパク質出納バランスをプラスにする[7)]。レジスタンス運動後のテストステロン濃度の上昇は，トレーニングボリューム（重量×挙上回数×セット数）の影響を強く受ける。Ratamessら[8)]は，スクワットを10回1セットおよび6セット実施した際のテストステロン濃度を比較している。その結果，1セットでは，テストステロン濃度に変化が見られなかったが，6セットでは，有意増加を示したことを報告している。また，最大挙上重量（1RM）の負荷を20セット実施した場合には，テストステロン濃度に変化はなかったが，10RM（最大努力で10回挙上できる重量）を10セット実施した場合には，遊離および総テストステロンは大幅に増加する[9)]という報告もあり，セット

数と挙上回数の組み合わせを検討したさまざまな研究があるが，テスト
ステロンの反応はトレーニングボリュームに依存するといえる。

　レジスタンス運動時のテストステロン濃度の変化には，性差がみられ
る。男性の場合，レジスタンス運動直後に総テストステロンと遊離テス
トステロンは増加する[10]。しかし，女性の場合にはレジスタンス運動に
対するテストステロンの反応は増加する[11][12]，または変化しなかっ
た[10][13][14]という報告が散見される。レジスタンストレーニングによって
誘発される筋肥大効果は，相対的には男女差はないとされており[15][16][17]，
レジスタンス運動時のテストステロン反応の結果と一致しない点につい
ては疑問が残る。今後，レジスタンス運動時の内分泌応答を含めた生理
反応の性差を検討することによって，男女それぞれにおける適切なト
レーニングプログラムを開発できる可能性がある。

表8-2　レジスタンス運動および持久性運動前後におけるホルモンの急性
　　　　反応

ホルモン	レジスタンス運動	持久性運動
副腎皮質刺激ホルモン	↑	↑
アルドステロン	↑	↑
アンジオテシン	↑	↑
コルチゾール	↑	↑
アドレナリン	↑↑	↑↑
ノルアドレナリン	↑↑	↑↑
エストロゲン	↑	↑
プロゲステロン	↑	↑
テストステロン	↑	↑
プロラクチン	↑	↑
トリヨードサイロニン	↑	↑
サイロキシン	↑	↑
成長ホルモン	↑	↑

↑増加，　↑↑大きく増加（文献20）より引用改変）

3. 運動ストレスとホルモン

（1）　ストレスホルモン

　運動刺激による交感神経活動の亢進は，副腎髄質や副腎皮質を活性化し，カテコールアミン（アドレナリン，ノルアドレナリン，ドーパミン），副腎皮質刺激ホルモン，コルチゾールの分泌を増加させる。これらのホルモンは，運動ストレスによる内部環境の変化に対して，恒常性を維持するために作用する。このように運動ストレスによって増加するホルモンを総じてストレスホルモンともいう。

　運動強度の違いは，ホルモン分泌量に影響をもたらす。運動強度を漸増的に高めていくと，いずれのストレスホルモンも $\dot{V}O_2max$ の60％強

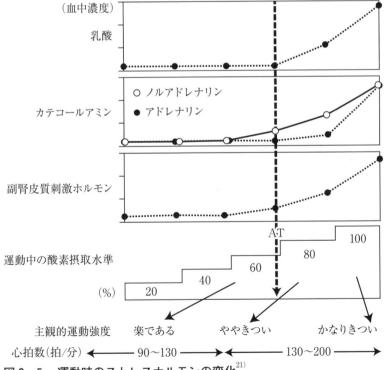

図8-5　運動時のストレスホルモンの変化[21]

　運動強度を漸増的に高めていくと，いずれのストレスホルモンも最大酸素摂取量の50〜60％（AT レベル）強度を境に急激に増加する。

度を境に急激に増加する（図8-5）。60%$\dot{V}O_2$max 強度は，無酸素性作業閾値（AT: anaerobic threshold）のレベルであり，有酸素運動から無酸素運動に切り替わるポイントである。AT 付近では，エネルギー供給系が有酸素系から解糖系（無酸素）にシフトするため，60%$\dot{V}O_2$max 強度以上の運動では乳酸産生が増加することによって筋内 pH が低下し，筋内化学受容器が刺激され，求心性線維（感覚神経）を介して交感神経活動を亢進する。このことが運動強度の増加にともなうホルモン分泌が増加する要因だと考えられている。

　運動を繰り返し実施するトレーニングは，安静時におけるコルチゾール濃度を増加させる。Tabata ら[18]は，若年男性を対象に90%$\dot{V}O_2$max 強度で500kcal 消費する持久性トレーニングを週に5回の頻度で実施すると，トレーニング開始4週間まではコルチゾール濃度は増加するが，

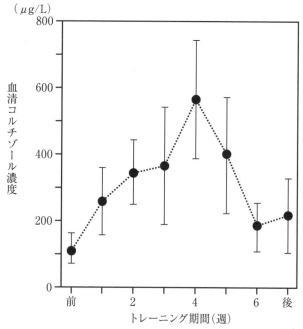

図8-6　トレーニングによるストレス適応(安静時)[21]
　トレーニング開始4週間までは増加しているが，それ以降は減少した。

それ以降は減少し，7週間目にはトレーニング前の値に戻ることを報告している（図8-6）。この結果から，トレーニングを4週間継続すれば，その運動ストレスに対して適応することができると考えられる。トレーニング内容によって，運動ストレスへの適応に要する期間は異なるが，高強度に比べて低強度の運動は適応するのが早い。

（2）　オーバートレーニングによる影響

適正な運動刺激が繰り返された場合には，各組織の機能の向上，いわゆるトレーニング効果を獲得し，運動パフォーマンスを向上させることが期待できる。しかしながら，過度なトレーニングが繰り返され，疲労が蓄積された場合には，「オーバートレーニング症候群」となり，パフォーマンス低下が引き起こされる。オーバートレーニング症候群の要因として，過度なストレスによる内分泌系調節機能の低下が挙げられ，回復には長期間を要することになる。オーバートレーニング症候群における内分泌系の反応は，機能亢進期とそれに続く機能低下期の2つの段

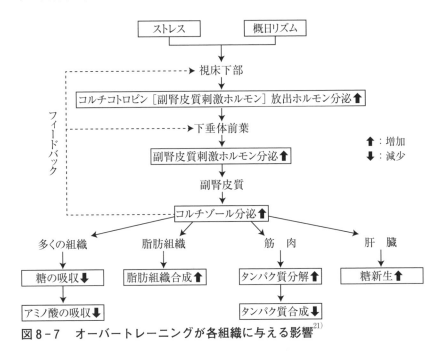

図8-7　オーバートレーニングが各組織に与える影響[21]

階に分けることができる[19]。機能亢進期では，アドレナリン，コルチゾール，プロラクチン，カテコールアミンなどの安静時の血中濃度が増加する。機能低下期には，卵胞刺激ホルモン（FSH），黄体形成ホルモン（LH），テストステロン，成長ホルモン，トリヨードサイロニン，サイロキシンなどの安静時の血中濃度が低値を示す。機能低下期には，モチベーションの低下，慢性的な倦怠感，生殖機能の低下などの症状がみられることが報告されている[20]。

運動時にはストレスに適応するためにコルチゾールの血中濃度が一時的に増加するが，通常は運動を中止してしばらくすると運動前の値に戻る。しかし，オーバートレーニングの状態になると，安静時であってもコルチゾールが高値を示す。このような状態では，ネガティブフィードバックの抑制がかかってしまい，内部環境を一定に保つことができなくなる（図8-7）。さらに，コルチゾールの慢性的な増加は，骨格筋に対するカタボリック（筋タンパク質の分解を促進する）作用をもつことが知られている。つまり，レジスタンストレーニングによって効率よく筋肥大効果をもたらすためには，オーバートレーニングを予防し，適切なトレーニングプログラムを実施することが重要といえる。

4. まとめ

本章では，内分泌系の働きと運動刺激に対する変化について述べた。運動時のホルモンの変化を観察することで，運動やトレーニングが内部環境に与える影響について推察することができる。しかしながら，生理的な反応に至るまでには多数のホルモンが関与しており，相乗的，拮抗的に作用しているため，1つのホルモンの変化にとらわれてはならない。

🔋 研究課題

1. 内分泌系の機能について説明してみよう。
2. レジスタンストレーニングにおけるホルモン動態について説明してみよう。
3. 糖質・脂質・タンパク質代謝とホルモンの関連性について説明してみよう。
4. オーバートレーニング時の生体反応とホルモンの関連性について説明してみよう。

引用文献

1) Bayliss WM, Starling EH. On the relation of enterokinase to trypsin. *J Physiol*. 1905；32(2)：129-136.

2) 春日規. 運動生理学の基礎と発展（3 訂版), 星雲社, 東京, 2018.

3) 藤井宣晴, 鍋倉賢治, 権五晟, 山崎文夫, 本間幸子, 池上晴夫：運動強度の増大に対する心拍数および血漿カテコールアミンの応答, 体力科学, 41(3)：313-321, 1992.

4) Florini JR. Effects of testosterone on qualitative pattern of protein synthesis in skeletal muscle. *Biochemistry* 9 (4)：909-912, 1970.

5) Mauras N, Hayes V, Welch S, et al. Testosterone deficiency in young men: marked alterations in whole body protein kinetics, strength, and adiposity. *J Clin Endocrinol Metab* 83(6)：1886-1892, 1998.

6) Baulieu E, Robel P. Catabolism of testosterone and androstenedione. In: Eik-Nes K, editor. The androgens ofthe testis. New York（NY): Marcel Dekker Inc. 50-70, 1970.

7) Ferrando AA, Sheffield-Moore M, Yeckel CW, et al. Testosterone administration to older men improves muscle function: molecular and physiological mechanisms. *Am J Physiol Endocrinol Metab* 282(3)： E601-E607, 2002.

8) Ratamess NA, Kraemer WJ, Volek JS, et al. Androgen receptor content following heavy resistance exercise in men. *J Steroid Biochem* Mol Biol 93

（ 1 ）：35-42, 2005.

9) Smilios I, Pilianidis T, Karamouzis M, Tokmakidis SP. Hormonal responses after various resistance exercise protocols. *Med Sci Sports Exerc* 35(4)：644-654, 2003.

10) Linnamo V, Pakarinen A, Komi PV, Kraemer WJ, Häkkinen K. Acute hormonal responses to submaximal and maximal heavy resistance and explosive exercises in men and women. *J Strength Cond Res* 19(3)：566-571, 2005.

11) Nindl BC, Kraemer WJ, Gotshalk LA, et al. Testosterone responses after resistance exercise in women: influence of regional fat distribution. *Int J Sport Nutr Exerc Metab* 11(4)：451-465, 2001.

12) Copeland JL, Consitt LA, Tremblay MS. Hormonal responses to endurance and resistance exercise in females aged 19-69 years. *J Gerontol A Biol Sci Med Sci* 57(4)：B158-B165, 2002.

13) Consitt LA, Copeland JL, Tremblay MS. Hormone responses to resistance vs. endurance exercise in premenopausal females. *Can J Appl Physiol.* 2001 ; 26（ 6 ）：574-587. doi：10.1139/h01-032

14) Kraemer WJ, Fleck SJ, Dziados JE, et al. Changes in hormonal concentrations after different heavy-resistance exercise protocols in women. *J Appl Physiol* (1985) 75(2)：594-604, 1993.

15) O'Hagan FT, Sale DG, MacDougall JD, Garner SH. Response to resistance training in young women and men. *Int J Sports Med.* 1995 ; 16(5)：314-321.

16) Walts CT, Hanson ED, Delmonico MJ, Yao L, Wang MQ, Hurley BF. Do sex or race differences influence strength training effects on muscle or fat? *Med Sci Sports Exerc* 40(4)：669-676, 2008.

17) 坂牧美歌子, 安部孝：筋肥大・筋力増加に対するレジスタンストレーニング効果の男女差. *Journal of training science for exercise and sport* 21：239-251, 2009.

18) Tabata I, Atomi Y, Miyashita M. Bi-phasic change of serum cortisol concentration in the morning during high-intensity physical training in man. *Horm Metab Res* 21(4)：218-219, 1989.

19) Meeusen R, Duclos M, Foster C, et al. Prevention, diagnosis, and treatment of the overtraining syndrome: joint consensus statement of the European College of Sport Science and the American College of Sports Medicine. *Med Sci Sports Exerc* 45(1)：186-205, 2013.

20）Hackney AC, Lane AR. Exercise and the Regulation of Endocrine Hormones. *Prog Mol Biol Transl Sci* 135：293-311, 2015.

21）中里浩一，岡本孝信，須永美歌子．1から学ぶスポーツ生理学：Exercise and Sport Physiology a Primer for Beginners（第 2 版），ナップ，東京，2016.

9 | 健康・スポーツの科学的理解(1)
筋肥大と筋萎縮

関根　紀子

　骨格筋は極めて可塑性が高く，運動刺激に適応して肥大する一方で，不活動に対しては負の適応とも言うべき筋萎縮が起きる。骨格筋の量は，骨格筋内のタンパク質の合成と分解のバランスで決定されており，合成が分解を上回ると肥大し，反対に分解が合成を上回ると萎縮するとされる。また，再生システムの主力である筋サテライト細胞も筋量との関係が指摘されている。本章では，筋の肥大と萎縮について解説し，そのメカニズムについて理解を深める。

1. 筋肥大

（1）　筋肥大の分子メカニズム

1）mTOR

　筋タンパク質合成の主要な経路は，ラパマイシン標的タンパク質であるmTORを中心とした経路であるとされる（図9-1）。mTORはセリン・スレオニンキナーゼの一種であり，複数のタンパク質による複合体（complex）を形成する。mTOR複合体には2種類あることがわかっており，筋肥大に関与するのは主にmTORC1である。

　mTORC1を活性化する経路の代表はPI3K/Akt/mTORC1経路である。インスリンやインスリン様成長因子1（IGF-1：insulin-like growth factor-1）によりリン酸化したインスリン受容体基質は，PI3K（phosphatidyl inositol 3 kinase）に結合して活性化させ，Akt（protein kinase B）の活性化を促す。Aktの活性化はmTORC1の活性化を誘導し，筋タンパク質合成が亢進する。さらに，活性化したAktはその下流にあるFOXO（forkhead box O）転写因子を抑制し，筋萎縮関連遺伝子の発現を抑制して筋タンパク質分解を抑制する働きも有している。

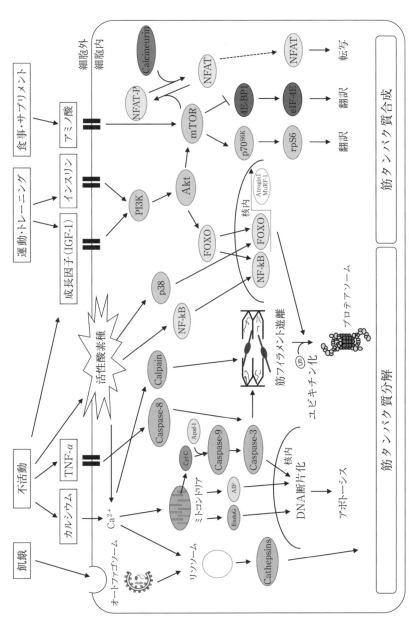

図 9 - 1 筋タンパク質合成・分解に関わる細胞内シグナル伝達経路[1]

　また，mTORC1は機械的ストレス依存的にも活性化する。力学的負荷の直後に活性化するnNOSは，細胞内Ca^{2+}濃度を調節することによりmTORC1を活性化し，筋肥大を促進すると考えられている[2]。なお，機械的ストレスに対するmTORC1の活性化はAkt非依存的に起こることも明らかになっている[3]。

2）筋サテライト細胞（satellite cell）

　骨格筋の筋線維は数mm～数cmにおよぶ細長い細胞であり，多数の筋核をもつ多核細胞である。1つの核が遺伝子発現やタンパク質合成などの機能を維持できる支配領域には上限があると考えられており，筋線維が肥大するためには筋核の数を増加させる必要がある。既存の筋核は既に分化が終わっているため，筋線維を肥大させるためには筋サテライト細胞（satellite cell）が使われる。

　筋の幹細胞である筋サテライト細胞は，筋線維の形質膜と基底膜の間に存在し，骨格筋の再生過程で主要な役割を果たすとされる。通常，筋サテライト細胞は休止状態で維持されているが，損傷や障害を受けると急速に活性化し，増殖を開始する。活性化した筋サテライト細胞は筋芽細胞（myoblast）となり，互いに融合して多核の筋管細胞（myotube）となって損傷部分を修復する（図9-2）。筋サテライト細胞が筋管細胞へと分化する能力は，Pax遺伝子と筋分化制御因子（MyoD，Myf5，myogenin，Myf6）に大きく依存している。筋芽細胞の分化には，これらPax3/7と筋分化制御因子が段階的に活性化することが必要となる。

　筋サテライト細胞は，自己自身を生み出す機構（自己複製機構[5]）をもっており，筋の再生過程において，一部の筋芽細胞はサテライト細胞が枯渇しないよう自己複製プログラムに入る。細胞が分裂できる回数には上限がある（約50回）が，この筋サテライト細胞の自己複製機構により，繰り返し筋を再生することが可能となっている。

　運動などによる機械的ストレスに対しても筋の再生過程と同様の現象が起こるかどうかについては，未だ明確な結論には至っていない。しかしながら，筋力トレーニングにおける筋肥大は筋サテライト細胞や筋核

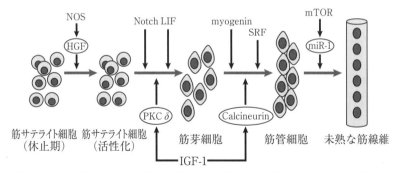

図 9 - 2　**筋サテライト細胞の活性化，増殖，分化，分化後期を調整する因子**[4]

の増加とともに観察されることや，筋線維横断面積のサイズと筋サテライト細胞数との間には関連性が見られること[6]，さらには筋サテライト細胞の欠損は筋肥大を妨げる[7]ことなどから，必要かどうかはともかく，筋肥大においても筋サテライト細胞が重要な役割を担っているものと考えられている。

（2）　筋肥大と運動・栄養

　筋力トレーニングなどによる筋量の増加は，主に筋線維の肥大によってもたらされる。筋線維を構成する筋原線維は，アクチンやミオシンなどの収縮タンパク質と，コラーゲンなどの構造タンパク質からなり，これらのタンパク質が増加することで個々の筋線維が太くなる。運動は筋タンパク質の合成と分解の両者を増大させるため，合成の材料となる栄養があれば合成側に，なければ分解側にバランスが傾くと考えられている。運動が筋タンパク質の合成を高める効果は運動後48時間程度継続するとされ，その間に食事を摂るたびに筋タンパク質合成の増大が増強される。

　必須アミノ酸が筋タンパク質合成を増大させることはよく知られており，中でもロイシンは特にmTORC1の活性化に重要なアミノ酸であることがわかっている。タンパク質・アミノ酸は量依存的に筋タンパク質合成を高める[8]が，必要十分量以上を一度に摂取しても量に見合った筋

タンパク合成の増大は引き起こされないことが明らかになっている[9]。しかしながら，十分量のタンパク質を3時間ごとに4回摂取させると更なる筋タンパク質の合成の増大がみられたと報告されており，頻回の摂取が筋肥大を誘導するうえで効果的である可能性が示唆されている。

　糖質もmTOR経路を活性化することが知られている。AMP活性化酵素（AMPK：AMP-activated protein kinase）は，筋収縮あるいは低栄養などのストレスを感知するエネルギーセンサーの役割を担っており，運動や低栄養などにより細胞内のATPが減少するとAMPKが活性化し，mTORC1の活性を低下させることで筋タンパク質分解の亢進や細胞成長を抑制する。一方，糖質の摂取などによりグルコース濃度が上昇すると，AMPKが不活性化しmTORC1が活性化するため，筋タンパク質合成が促される。しかしながら，筋タンパク質合成の増大には糖質摂取の関与は比較的小さい[10]ものと考えられている。

2. 筋萎縮

　筋萎縮には，不活動（廃用）により引き起こされる廃用性筋萎縮（disuse muscle atrophy）のほか，加齢によって生じる加齢性筋肉減弱症（sarcopenia，サルコペニア）がある。

（1）　廃用性筋萎縮

　廃用性筋萎縮では，タイプⅠ線維とタイプⅡ線維の両方で萎縮が観察されるが，その程度や応答性は実験モデルや期間，対象によって異なる。廃用性筋萎縮を引き起こすヒト実験モデルとして，ギプス固定，ベッドレストなどが挙げられる。動物を用いた実験モデルでは，これに加え尾部懸垂（後肢が床に触れないよう尾部を懸垂する）が多用される。

　動物を用いた尾部懸垂条件では，速筋線維優位な筋に比べ遅筋線維優位な筋が顕著に萎縮するという特徴が見られる。また，タイプⅠ線維が減少しタイプⅡa線維が増加するなど，遅筋線維から速筋線維へのタイプシフト（図9-3）が観察されている。一方，ヒトを対象とした研究ではその様相はさまざまである。30日間のベッドレストでは，外側広筋

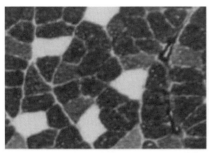 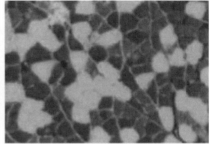

| 対照筋 | 萎縮筋 |

$\underline{100\mu m}$

図 9 - 3　廃用性筋萎縮による筋線維タイプシフト[11]
　ラットヒラメ筋の ATPase（pH4.35）染色画像。黒い部分が遅筋線維，白い部分が速筋線維。

における筋線維横断面積がタイプⅠ線維で約 8 ％，タイプⅡ線維で約15％減少することや，60日間のベッドレストではタイプⅠ線維で20％，タイプⅡ線維で30％程度横断面積が減少することが報告されている。一方，宇宙滞在研究では，タイプⅠ線維の萎縮が著しい[12]と報告されている。

　これまで，廃用性筋萎縮のメカニズムは，主に実験動物のヒラメ筋（遅筋線維優位）を対象に検討されてきた。しかしながら，人におけるベッドレストでは速筋線維にも顕著な萎縮が認められていることや，動物であってもギプス固定モデル[13]や横隔膜萎縮モデル[14]では萎縮の程度に筋線維による差は見られないと報告されていることから，廃用性萎縮における筋線維特異性については更なる検討が必要とされている。

1 ）廃用性筋萎縮の分子メカニズム

　筋タンパク質の分解には，主にユビキチン－プロテアソーム（ubiquitin-proteasome）系，オートファジー－リソソーム（autophagy-lysosome）系，カルパイン（calpain）系の調節因子や，細胞死の 1 つであるアポトーシス（apoptosis）が関与している（図 9 - 1）。これらの経路はお互いに連携して機能すると考えられている。

①ユビキチン‐プロテアソーム系

ユビキチン‐プロテアソーム系は，ユビキチン活性酵素（E1, ubiquitin activating enzyme），ユビキチン結合酵素（E2, ubiquitin conjugating enzyme），ユビキチンリガーゼ（E3, ubiquitin ligase）からなるユビキチン化システムと，標的タンパク質を分解する26S プロテアソームの２つの系からなり，筋萎縮において主要な役割を担っている[15]。ユビキチンが標的タンパク質に結合（ユビキチン化）することで，26S プロテアソームで認識され標的タンパク質が分解される。E3ユビキチンリガーゼは E1や E2よりも種類が多く，個々の標的タンパク質を特異的に認識し選択的な分解に導くという重要な役割を担っている。

②オートファジー‐リソソーム系

オートファジーとは，細胞がもっている細胞内タンパク質を分解する仕組みの１つ（図９‐４）であり，自食作用や自己貪食などと呼ばれる。アミノ酸飢餓などの低栄養状態で激しく誘導されることが知られており[16]，飢餓状態を生き抜くためのシステムの１つであると考えられている。ユビキチン‐プロテアソーム系が個々のタンパク質の分解を行うのに対し，オートファジーでは一度に多くのタンパク質が分解される。そのため，オートファジーによるタンパク質分解はバルク分解とも呼ばれる。

③カルパイン系

カルパインは Ca^{2+} で活性化されるシステインプロテアーゼである。活性化したカルパインは，タイチンやネブリンなどの細胞骨格タンパク

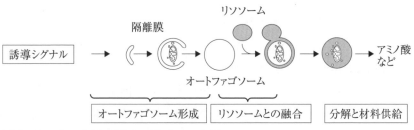

図９‐４　オートファジー‐リソソーム系

質を分解し，分解されモノマーの状態となったタンパク質は，ユビキチン－プロテアソーム系によって分解される。このように，カルパインはタンパク質を分解するというよりも切断する働きをもつといえる。ギプス固定や除神経，微小重力環境への暴露などによりカルパインが活性化することや，不活動環境下でカルパインを阻害するとサルコメアの構造が正常に保たれる[17]ことが報告されている。

④アポトーシス

アポトーシスは不要になった細胞や損傷した細胞を能動的に排除するシステムであり，生命の維持に重要な役割を果たしている。アポトーシスは，ミトコンドリアを介する内因性経路と細胞膜受容体を介した外因性経路とに分けることができる。内因性経路は，不活動や活性酸素種などにより上昇した細胞内 Ca^{2+} 濃度が，ミトコンドリアからのチトクロム c やアポトーシス誘導因子およびエンドヌクレアーゼの放出を促し，それによりカスパーゼ（caspase）依存的・非依存的に DNA の断片化が引き起こされる経路である。外因性経路では，サイトカインが細胞外受容体に結合することにより，カスパーゼを介した DNA の断片化が起こる。

2）廃用性筋萎縮の抑制

不活動が廃用性筋萎縮を引き起こすならば，筋の活動を高めることで筋萎縮を抑制することができると考えられる。実際，国際宇宙ステーションでは自転車エルゴメータやトレッドミル，レジスタンストレーニング用のトレーニングマシンなどを使用した運動プログラムが実施されており，トレッドミル運動を行った時間が長い方が筋萎縮を抑制できたと報告されている。

一般的に，筋肥大または筋持久力の向上を目的とする場合は高い運動強度が用いられるが，受動的なストレッチも有効であるとの報告もある[18]。また，能動的な筋収縮を引き起こすことが難しい場合や，既に筋萎縮が進んでしまった場合などでは，電気刺激（EMS：electrical

muscle stimulation）や血流制限（BFR：blood flow restriction）ト
レーニングなどにより，機械的ストレスや化学的ストレスを受動的に与
える取り組みも進んでいる。

　骨格筋の温度を高めること（温熱負荷）も，筋萎縮を抑制する方法の
1つとして古くから研究されている[1]。温熱負荷は，骨格筋内でストレ
スタンパク質である熱ショックタンパク質（HSP：heat shock protein）
を誘導する。HSPは，細胞がストレスに晒された際に増加して細胞を
保護するタンパク質であり，分子シャペロンとして機能する。骨格筋に
温熱負荷を加えると，特に分子量が72kDaのHSP72の発現量の増加が
認められ，予め温熱負荷を与えることで廃用性筋萎縮が抑制されること
が報告されている。これは，温熱負荷により筋タンパク質合成の促進や
分解の抑制，あるいは両方が引き起こされることを示唆している。

（2）　加齢性筋萎縮

　サルコペニアは1989年にRosenbergによって提唱された造語であり，
ギリシャ語の筋肉（sarx, sarco-）と減少・消失（penia）を組み合わせ
たものである。さまざまな定義と基準が用いられているが，アジア人を
対象としたサルコペニアのコンセンサスレポート[19]によると，サルコペ
ニアは身体的な障害や生活の質の低下，および死などの有害な転帰リス
クを伴うものであり，進行性および全身性の骨格筋量および筋力の低下
を特徴とする症候群として定義されている。

　サルコペニアは，大きく一次性サルコペニアと二次性サルコペニアに
分類される（表9-1）。一次性サルコペニアは従来の考え方である加齢
性サルコペニアであり，加齢以外に明らかな原因がないものとされる。
二次性サルコペニアは，さらに活動に関連するもの，疾患に関連するも
の，栄養に関連するものの3つに分類される。しかしながら，実際はさ
まざまな原因が複合的に絡み合うことが多く，病因により区分すること
は現実的には困難である。

　サルコペニアに関する疫学研究はまだ少なく，その実体については不
明な点が多いが，サルコペニアの有病率は6〜12％程度[20]とされる。し

表9-1 サルコペニアの分類[20]

一次性サルコペニア
加齢性サルコペニア：加齢以外に明らかな原因がないもの
二次性サルコペニア
活動に関連するサルコペニア：寝たきり，不活発なスタイル，（生活）失調や無重力状態が原因となり得るもの
疾患に関連するサルコペニア：重症臓器不全（心臓，肺，肝臓，腎臓，脳），炎症性疾患，悪性腫瘍や内分泌疾患に付随するもの
栄養に関係するサルコペニア：吸収不良，消化管疾患，および食欲不振を起こす薬剤使用などに伴う，摂取エネルギーおよび／またはタンパク質の摂取量不足に起因するもの

かし，施設入所高齢者では14〜33％，回復期やリハビリテーション病棟などの障害がある者が多い場合には78％と，対象者の属性により有病率は大きく異なる。

1）サルコペニアの危険因子

　加齢はサルコペニアにおける最大の危険因子である（図9-5）。加齢に伴う炎症反応の増大，ホルモン分泌量の低下，筋タンパク質合成と分解のバランスの変化のほか，α運動ニューロンの減少や筋サテライト細胞数の減少など，サルコペニアを引き起こす因子は加齢とともに増加する。

　また，加齢に伴う身体活動量の低下もサルコペニアと関係があるとされる。例えば，寝たきりや不活発な生活などが筋萎縮や筋力低下を引き起こし，更なる身体活動量の低下を招く悪循環に陥る恐れがある。なお，定期的な運動習慣はサルコペニアの予防に効果的である可能性が示されており，この悪循環を断ち切る鍵となる可能性が期待されている。

　栄養状態もサルコペニアに関係があるとされ，タンパク質摂取量が多いほど筋量低下のリスクが低いと報告されている。しかしながら，タンパク質摂取量が十分でも，吸収できない高齢者の増加が予想されており注意が必要である。このほか，心不全や慢性閉塞性肺疾患，がんなどは

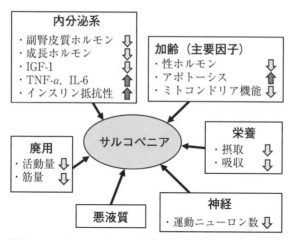

図9-5 サルコペニアを引き起こす因子

カヘキシア（悪液質）を誘導し，筋量減少を主とする高度の体重減少を引き起こすことが知られている。また，糖尿病による合併症やサルコペニア肥満は高齢者の身体活動を制限する要因となり，サルコペニアを増悪させる可能性がある。このように，サルコペニアの危険因子はさまざまであり，実際にはこれら危険因子は重複して存在する可能性が高い。

2）サルコペニアの分子メカニズム

　サルコペニアの特徴は，加齢に伴い長い時間をかけて緩やかに筋力や筋量が低下していくことである。また，廃用性萎縮とは異なり，サルコペニアでは遅筋線維よりも速筋線維で萎縮の程度が大きく（図9-6），廃用性筋萎縮に比べ回復が困難であるとの指摘もある。サルコペニアと廃用性筋萎縮の分子メカニズムは，酸化ストレスやIGF-1発現量の低下が関与しているという点で共通だが，その発症メカニズムは完全に一致するわけではない。

①筋タンパク質合成の低下

　タンパク質合成を促すテストステロン，エストロゲン，成長ホルモン（GH：growth hormone）の血中レベルは加齢に伴い低下し，腫瘍壊

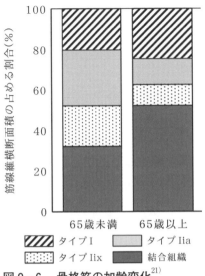

図9-6　骨格筋の加齢変化[21]

死因子 α（TNF-α：tumor necrosis factor-α）やインターロイキン6（IL-6：interleukin-6）などの炎症性サイトカイン濃度が上昇することが報告されている。mTOR 系を活性化させ筋タンパク質合成を亢進する IGF-1は，成長ホルモンの調節を受ける（図9-7）。GH は思春期をピークに徐々に減少し，高齢者では若年者の20％程度に減少するとされる。GH の低下は IGF-1の低下をもたらし，血中（IGF-1Ea）および骨格筋内（IGF-1Ec）の両方で加齢とともに低下する。全身的に作用する IGF-1Ea は，高齢者では若年者より30％程度低下するとされる。局所的に作用する IGF-1Ec は，機械的ストレス依存的であるため MGF（mechano-growth factor）とも呼ばれ，それ自身（自己分泌）または近隣の細胞（傍分泌）に作用する。MGF の発現量も加齢とともに低下し，その下流にあるタンパク質合成に関与する細胞内シグナル伝達の反応性も低下する。

②筋タンパク質分解の亢進

　これまで，サルコペニアにおける分解系ではユビキチン－プロテア

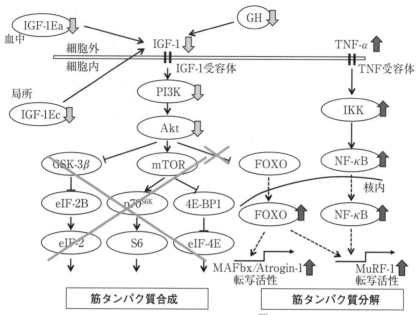

図9-7　筋タンパク質合成／分解の加齢性変化[22]

　ソーム系が最も注目されてきたが，近年ではカルパインやオートファジーといった他のタンパク質分解経路の関与が有力であろうと考えられている。実際，老齢ラットの骨格筋においてカルパインの活性やmRNAが増加していることが報告されている。また，オートファジーの機能は加齢とともに低下し，結果的に異常タンパク質の凝集が引き起こされることがわかっている。

③炎症性サイトカイン

　加齢に伴う炎症性サイトカイン濃度の上昇も筋タンパク質分解を促す。TNF-αは転写因子（NF-κB：nuclear factor-kappa B）を活性化させ，筋特異的転写因子であるMyoDの発現量の減少とミオシンの分解を促進する。IL-6もNF-κBを活性化させ，筋タンパク質の分解を促進する。NF-κBは筋萎縮関連遺伝子であるMuRF-1の発現を誘導し，筋萎縮を引き起こすことが示されている。TNF-αは血中だけでなく骨格筋内で

も加齢に伴い増加することが示されている。また，高齢者では血中
IL‐6濃度と骨格筋量には負の関係があることもわかっており，これら
炎症性サイトカインがサルコペニアに関わっているとされる。

④筋サテライト細胞

　廃用性筋萎縮とサルコペニアの違いは，萎縮後の筋再生能力にあると
の指摘がある。萎縮からの筋重量の回復は老齢ラットで低いことが示さ
れており，加齢により新たな筋線維を形成する能力が低下すると考えら
れている。

　筋サテライト細胞数は加齢に伴い減少することが知られており，高齢
マウスでは若齢マウスの約60％減少するとの報告[23]や，ヒトでは70歳で
20歳の半分以下に低下するとの報告がある[24]。高齢男性の筋サテライト
細胞数は，タイプⅡ線維で減少するがタイプⅠ線維では減少しなかった
とする報告もあり，サルコペニアで速筋線維が有意に減少することとの
関連性が指摘されている。

　さらに，筋サテライト細胞の増殖能力も加齢に伴い低下することが示
されている。高齢マウスの血清で培養した筋サテライト細胞は，若齢マ
ウスの血清で培養したものと比べ増殖能力が顕著に低かったと報告され
ている[25]。また，高齢マウスの骨格筋から単離した筋サテライト細胞は，
若齢マウスの骨格筋から単離したものよりも増殖速度が遅かったとの報
告もある[23]。

　このように，加齢に伴う筋サテライト細胞数と増殖能力の減少は，サ
ルコペニアに深く関わっていると考えられている。一方で，筋サテライ
ト細胞の減少や不活性化は，萎縮後の回復の程度が低いことに関与して
いるものの，サルコペニアの進行自体には影響を及ぼさないとする報
告[26]もあり，今後更なる研究が必要である。

3）サルコペニアと運動

　サルコペニアの一次予防という観点で見れば，若いうちから運動・ト
レーニングを行い，加齢に伴う筋量の低下を緩やかにしておくことが重

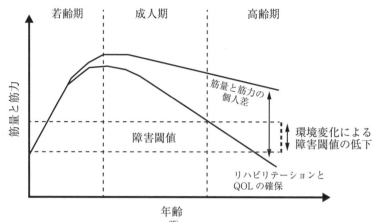

図9-8　サルコペニアの進行[27)]

要である。筋量と筋力の個人差は高齢者間で大きく，若齢期にいかに高い水準に達するかが影響すると考えられている（図9-8）が，実際には身体能力の低下が感じられるようになって初めて，サルコペニアへの対策を取ることが多いのではないだろうか。

　一般的に，軽度の有酸素運動は骨格筋量の増加や筋力増強に対する効果が低いとされるが，日常生活での活動量が低下している高齢者の場合はその限りではない。要介護支援者を対象に，それまでの平均歩数の10%を上乗せした歩数目標値を設定しウォーキング介入を行ったところ，下肢筋量が増加したと報告されている[28)]。これは一般高齢者に対しても同様の傾向が認められており，ウォーキングのような軽度の運動負荷であったとしても，活動量の増加によりサルコペニアを予防できる可能性がある。また，有酸素運動は炎症性サイトカインを分泌する内臓脂肪を減少させるため，これらがもつ筋タンパク質合成の抑制を軽減できることも期待できる。

3.　まとめ

　本章では，骨格筋の肥大と萎縮に関与するタンパク質合成経路と筋サテライト細胞の働き，活動量や加齢の影響について述べた。筋萎縮は日常生活動作（ADL）や生活の質（QOL）の低下を招くため，筋量や筋

機能を維持することは，超高齢社会となった我が国において重要な課題である。筋の肥大や萎縮のメカニズムは全てが解明されているとは言えず，続々と新しい知見が報告されている段階であり，今後の研究成果が待たれるところである。

🔋 研究課題

1．筋肥大に影響をおよぼす因子についてまとめよう。
2．廃用性萎縮とサルコペニアの特徴についてまとめよう。

引用文献

1）Naito H, Yoshihara T, Kakigi R, et al. Heat stress-induced changes in skeletal muscle: Heat shock proteins and cell signaling transduction. *J Phys Fitness Sports Med* 1: 125-131, 2012.

2）Ito N, Ruegg UT, Kudo A, et al. Activation of calcium signaling through Trpv1 by nNOS and peroxynitrite as a key trigger of skeletal muscle hypertrophy. *Nat Med* 19: 101-106, 2013.

3）Miyazaki M, McCarthy JJ, Fedele MJ, and Esser KA. Early activation of mTORC1 signalling in response to mechanical overload is independent of phosphoinositide 3-kinase/Akt signalling. *J Physiol* 589: 1831-1846, 2011.

4）Sakuma K YA. *Molecular and cellular mechanisms of muscle regeneration*. In tech, 2012.

5）Troy A, Cadwallader AB, Fedorov Y, et al. Coordination of satellite cell activation and self-renewal by Par-complex-dependent asymmetric activation of p38alpha/beta MAPK. *Cell Stem Cell* 11: 541-553, 2012.

6）Snijders T, Nederveen JP, McKay BR, et al. Satellite cells in human skeletal muscle plasticity. *Front Physiol* 6: 283, 2015.

7）Egner IM, Bruusgaard JC, and Gundersen K. Satellite cell depletion prevents fiber hypertrophy in skeletal muscle. *Development* 143: 2898-2906, 2016.

8) Kakigi R, Yoshihara T, Ozaki H, et al. Whey protein intake after resistance exercise activates mTOR signaling in a dose-dependent manner in human skeletal muscle. *Eur J Appl physiol* 114: 735-742, 2014.

9) Moore DR, Robinson MJ, Fry JL, et al. Ingested protein dose response of muscle and albumin protein synthesis after resistance exercise in young men. *Am J Clin Nutr* 89: 161-168, 2009.

10) Glynn EL, Fry CS, Timmerman KL, et al. Addition of carbohydrate or alanine to an essential amino acid mixture does not enhance human skeletal muscle protein anabolism. *J Nutr* 143: 307-314, 2013.

11) 後藤勝正, 大平充宣：宇宙環境暴露および老化による骨格筋の萎縮, *宇宙航空環境医学* 44：49-58, 2007.

12) Edgerton VR, Zhou MA, Ohira Y, et al. Human fiber size and enzymatic properties after 5 and 11 days of spaceflight. *J Appl physiol* 78: 1733-1739, 1995.

13) Machida S, and Booth FW. Changes in signalling molecule levels in 10-day hindlimb immobilized rat muscles. *Acta Physiol Scand* 183: 171-179, 2005.

14) Shanely RA, Zergeroglu MA, Lennon SL, et al. Mechanical ventilation-induced diaphragmatic atrophy is associated with oxidative injury and increased proteolytic activity. *Am J Respir Crit Care Med* 166: 1369-1374, 2002.

15) Bodine SC, Latres E, Baumhueters S, et al. Identification of ubiquitin ligases required for skeletal muscle atrophy. *Science* 294: 1704-1708, 2001.

16) Mizushima N, Yamamoto A, Matsui M, et al. In vivo analysis of autophagy in response to nutrient starvation using transgenic mice expressing a fluorescent autophagosome marker. *Mol Biol Cell* 15: 1101-1111, 2004.

17) Salazar JJ, Michele DE, and Brooks SV. Inhibition of calpain prevents muscle weakness and disruption of sarcomere structure during hindlimb suspension. *J Appl physiol* 108: 120-127, 2010.

18) Yamashita-Goto K, Okuyama R, Honda M, et al. Maximal and submaximal forces of slow fibers in human soleus after bed rest. *J Appl physiol* 91: 417-424, 2001.

19) Chen LK, Liu LK, Woo J, et al. Sarcopenia in Asia: consensus report of the Asian Working Group for Sarcopenia. *J Am Med Dir Assoc* 15: 95-101, 2014.

20) 日本サルコペニア・フレイル学会. 2017年版サルコペニア診療ガイドライン https://minds.jcqhc.or.jp/docs/gl_pdf/G0001021/4/sarcopenia2017.pdf. [2.14, 2020]

21) Lee WS, Cheung WH, Qin L, et al. Age-associated decrease of type IIA/B

human skeletal muscle fibers. *Clin Orthop Relat Res* 450: 231-237, 2006.

22) 町田修一，黒坂光寿：サルコペニアの分子メカニズム，*Geriat Med* 48：169-176，2010.

23) Shefer G, Van de Mark DP, Richardson JB, and Yablonka-Reuveni Z. Satellite-cell pool size does matter: defining the myogenic potency of aging skeletal muscle. *Dev Biol* 294: 50-66, 2006.

24) Carlson ME, Suetta C, Conboy MJ, et al. Molecular aging and rejuvenation of human muscle stem cells. *EMBO Mol Med* 1: 381-391, 2009.

25) Carlson ME, and Conboy IM. Loss of stem cell regenerative capacity within aged niches. *Aging Cell* 6: 371-382, 2007.

26) Fry CS, Lee JD, Mula J, et al. Inducible depletion of satellite cells in adult, sedentary mice impairs muscle regenerative capacity without affecting sarcopenia. *Nat Med* 21: 76-80, 2015.

27) Sayer AA, Syddall H, Martin H, et al. The developmental origins of sarcopenia. *J Nutr Health Aging* 12: 427-432, 2008.

28) 山田実：サルコペニアに対する介入の考え方，医学のあゆみ 248：741-746，2014.

参考文献

① 宮村実春編．ニュー運動生理学Ⅰ，真興交易（株）医書出版部，東京，2014.

② 島田裕之編．サルコペニアと運動，医歯薬出版株式会社，東京，2014.

③ 新井秀典編．サルコペニアとフレイル，医薬ジャーナル社，大阪，2015.

10 健康・スポーツの科学的理解(2)
呼吸・循環系と運動

和気　秀文

　運動時には呼吸数や心拍数が速くなる。これは誰もが経験上知っていることである。ではなぜ，どのようにして呼吸・循環系の活動が高まるのであろうか？　運動時に動員される骨格筋は，その活動を支えるために必要な酸素と栄養素（グルコースなど）を血液から取り込み，活動によって生成された代謝産物を速やかに血液中に排出する必要がある。さらに肺ではできるだけ多くの酸素を取り込み，かつ二酸化炭素を積極的に排出しなければならない。そのためには，呼吸運動を促進するとともに，心機能を高めることによって，肺および活動筋への血流量を増やす必要がある。本章では第7章で学んだ呼吸・循環系の基礎知識をもとに，運動時の呼吸・循環応答やその仕組みについて学ぶ。

1. 運動と循環

（1）　運動時の循環動態とその調節

① 運動による循環動態の変化

　第7章で学んだように，循環系に関する主な生理学的パラメータは，心拍数，1回拍出量，心拍出量，総末梢血管抵抗，血圧（収縮期血圧，拡張期血圧，平均血圧）である。運動はこれらのパラメータを変動させるが，そのパターンは運動様式によって異なっている。ここでは，特に断りがない限り，トレッドミルや自転車エルゴメーターを用いた動的（ダイナミック）な運動を行った際の循環（および後述する呼吸）パラメータの変化について述べる。

　運動強度を徐々に高めていくと（漸増負荷運動），心拍数はそれに応じてほぼ直線的に増加する。心拍数は最大で（220 − 年齢）拍/分まで増加するといわれている。つまり20歳の健常者であれば運動によって心拍

数は200拍/分程度まで増加することになる。漸増負荷運動に対する１回
拍出量の応答については，ある程度の運動強度までは直線的に増加する
が，中程度の運動強度に達すると頭打ちとなる（図10-１）。成人では安
静時の１回拍出量は約70mlであるが，運動により最大で約100〜120ml

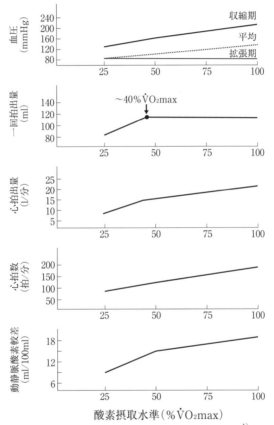

図10-１　運動に伴う循環パラメータの変化[1]

　全身運動を開始すると運動強度の増加に伴っ
て，収縮期血圧が増加する。これは心拍数の増
加や心拍出量の増加による影響が大きい。一方，
拡張期血圧は顕著な変化を示さない。これは総
末梢血管抵抗の低下に起因する（本文参照）。ま
た，心拍数は直線的な増加を示すが，１回拍出
量は，中程度の運動強度で頭打ちとなる。

まで上昇するといわれている。したがって，心拍数と1回拍出量の積である心拍出量は図10-1に示すように運動強度が上がるにつれてほぼ直線的に増加し続けるが，中程度強度以上になると増加率はやや低下する。その最大値は成人で約20～25l/min（安静時の約4倍）である。また肺循環血液量も心拍出量と等しいため（静脈還流量，右心拍出量，（左）心拍出量は全て等しい），運動強度に応じてほぼ直線的に増加する。

　一方，総末梢血管抵抗（平均血圧を心拍出量で除した変数）は運動強度が高くなるにつれて減少し，安静時の1/4程度にまで減少するといわれている。

　血圧についてみると，収縮期血圧と拡張期血圧はそれぞれ異なる変化を示す（図10-1）。収縮期血圧は運動強度が高くなるにつれて上昇し，200mmHgを超えることもある。一方で，拡張期血圧はほぼ変化しない。その結果，平均血圧はやや増加する。収縮期血圧の増加は主として心拍出量の増加に起因し，心拍出量が増加するにもかかわらず，拡張期血圧が変化しない大きな理由は，総末梢血管抵抗の低下によるものである。総末梢血管抵抗が下がる主な理由は骨格筋血管系の拡張によるもので，その機序については後述する。以上のような循環パラメータの変化により運動時の骨格筋血流量は増加することになる。一方，一定筋力を保持し続ける等尺性収縮（アイソメトリック運動）を行う場合は，筋組織内の末梢血管が拡張することができないので，総末梢血管抵抗が下がらず，拡張期血圧も上昇する。このため疲労物質の蓄積が速く，筋疲労が生じやすい。

　前述したように心拍数は運動強度に応じて直線的に増加するため，心拍数を運動強度の指標として用いる場合がある。運動中の心拍数から運動強度を算出する方法として最も利用されているものはカルボーネンの式であり，運動強度（%）=（運動時心拍数－安静時心拍数）÷（最大心拍数－安静時心拍数）×100で算出される。最大心拍数（拍/分）は加齢により低下するので（220－年齢），例えば60歳の人の安静時心拍数が75拍/分，運動時の心拍数が140拍/分であった場合，（140－75）÷｛（220－60）－75｝×100＝76.47となるので76%の運動強度と推定される。

②　運動時の循環調節因子

運動時に見られる循環動態の変化はどのような仕組みで起こるのだろうか？　第7章で述べたように，心臓の収縮調節に関わる機序には内在性調節と外来性調節がある。内在性調節とはフランク・スターリングの心臓の法則によるもので，静脈還流量に依存した心臓収縮力の調節，すなわち1回拍出量の調節をいう。運動時には活動筋の収縮弛緩が増すことで筋ポンプ作用が高まり，また呼吸運動の促進により呼吸ポンプ機能も亢進するので静脈還流量が増し，これが1回拍出量増加の一因となる。

外来性調節とは自律神経系による調節とホルモンや疲労物質などの血液中の物質（液性因子）による調節をいう。自律神経には交感神経と副交感神経があり，全身の多くの臓器は両者によって支配されており，これらの作用は拮抗することが多い。例えば心臓交感神経の興奮は心拍数を増加させるが心臓副交感神経の興奮は心拍数を低下させるので，それぞれ車のアクセルとブレーキにたとえられる。交感神経系の亢進は闘争や逃走などの際に見られる生体応答に関与しており，副交感神経系の亢進は食後の休息時など，心身が穏やかで，眠気が増しているときの生体応答に関与している。したがって，運動時の循環反応は主として交感神経系によるものである。次に自律神経系について詳しく見ていきたい。

（2）　自律神経系

①　交感神経系

交感神経は脊髄から出る末梢神経で，第1胸髄（T1）から第2腰髄（L2）までの灰白質の側角に交感神経の細胞体がある（図10-2）。この細胞体から伸びる神経線維は交感神経節前線維と呼ばれ，脊髄を出たあとその近くにある交感神経幹に入り，交感神経幹にある交感神経節または交感神経幹を通り抜けて，それ以外の部位（腹腔神経節など）でシナプスを形成し，情報を次の神経（節後神経と呼ぶ）に伝える。このシナプスにおける神経伝達物質はアセチルコリンである。節後神経線維は瞳孔，唾液腺，心臓，消化管，腎臓，生殖器などの特定の臓器や，全身の血管や汗腺などを支配しており，その終末からは汗腺以外はノルアド

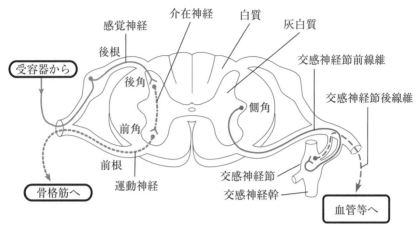

図10-2　脊髄の横断面図

　脊髄の中心部を灰白質といい，外側を白質と呼ぶ。灰白質の前角には運動神経の細胞体が，側角には交感神経節前線維の細胞体が集まっている。白質は主に神経線維の束である。

レナリンが分泌される（図10-3）。交感神経節前線維は多数の節後線維に情報を伝えるため，交感神経が興奮するとその反応は広範囲に及ぶことが多い。また，副腎髄質支配性の交感神経は節後線維を持たず，その興奮は副腎髄質からアドレナリンを分泌させる。このアドレナリンは血流に乗って全身をめぐり，全身性の交感神経性反応を（少し遅れて）助長する。

②　副交感神経系

　副交感神経の中枢は脳幹および仙髄にあり，神経線維は脳神経（動眼神経，顔面神経，舌咽神経，迷走神経）と仙髄（S2〜S4）から出る脊髄神経（仙骨神経 S2〜S4）内に含まれている（図10-3）。脳神経のうち迷走神経は頸部（気管など）から腹部臓器まで広範囲にわたる領域を支配している。心臓を支配する副交感神経は迷走神経内に含まれるため，この2つを同義語として扱うことも多い。しかし迷走神経内には求心性の感覚神経なども含まれており，副交感神経＝迷走神経と考えるのは誤りである。副交感神経も交感神経と同様に節前線維と節後線維に分かれ

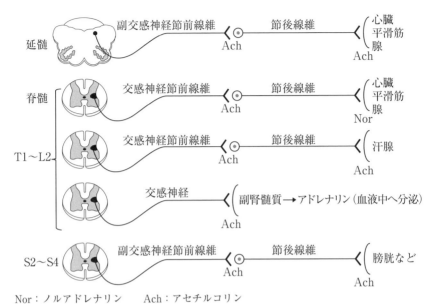

Nor：ノルアドレナリン　　Ach：アセチルコリン

図10-3　自律神経系の構成（文献2）より引用改変）

　自律神経のうち，交感神経の細胞体は第1胸髄（T1）から第2腰髄（L2）までの灰白質側核に存在する。副交感神経の細胞体は，脳幹の限られた部位と第2から第4仙髄（S2〜S4）の灰白質側核に存在する。交感神経と副交感神経の節前線維はシナプスを介して情報を節後線維に伝え，最終的に標的器官（心臓や血管など）を調節する。

ており，その神経伝達物質も交感神経と同じようにアセチルコリンである（図10-3）。しかし交感神経とは異なり，節前線維が長く，シナプスは支配する臓器またはその近くで形成されるために節後線維が短く，副交感神経反応は局所性に現れることが多い。副交感神経節後線維の終末からはアセチルコリンが分泌される。

③　血管の交感神経支配

　組織への血液供給量は常に一定ではなく，心身の状態によって絶えず変化している。例えば，気温が高いときは体温が上昇しないように，皮膚の血流量を増やして体熱放散を促す（血液は熱も運んでいる！）。気温が低いときは四肢が冷たくなるように，皮膚血流量を減少させ熱放散

を抑制する。また運動時には活動筋への血流分配量を増やす一方で，食後安静時には栄養素の吸収を促すために消化管への血流分配量を増やしている。このような心身の状況により各臓器へ流れる血液量を変えることを血流再分配と呼ぶ。これを可能にしている重要な仕組みの１つが，血管交感神経による調節である。血管系のうち特に細動脈は交感神経支配を受けており，交感神経活動が増すとその先端から分泌されるノルアドレナリンが血管平滑筋細胞にあるα_1受容体を介して血管を収縮させる。また，静脈系にも交感神経支配があり，心臓への血液還流量（静脈還流量）が減ると，心拍出量が低下してしまう（すなわち全身へ送り出す血液量が減る）ので，それを防ぐために静脈を収縮させる作用を有している。

　なお，非常に限られた臓器には血管支配性の副交感神経性血管拡張線維も存在する。

④　血圧の神経性調節

　各器官や組織に適切な量の血液を送るためには安定した血圧水準を維持する必要がある。生体には複数の血圧調節反射が備わっているが，特に血圧の恒常性を維持するうえで重要なものは動脈圧受容器反射である（図10-4）。頸動脈洞と大動脈弓には血圧変化を感知するセンサ，すなわち動脈圧受容器が存在する。その情報は延髄の心臓血管中枢へ送られ，反射性に心臓交感神経，心臓副交感神経，そして血管交感神経の活動量が調節されている。例えば，血圧が上がるとその情報が心臓血管中枢へ伝達され，反射性に心臓交感神経の活動が弱まり，逆に心臓副交感神経活動が亢進し，徐脈が起こる。さらに血管交感神経の活動量が弱まると細動脈が拡張し，総末梢血管抵抗が低下する。これにより血圧は低下する（元の水準へ戻る）ことになる。

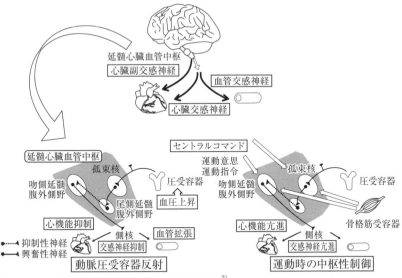

図10- 4　運動時の中枢性循環調節の概要[3)]

　循環系を調節する交感神経と副交感神経の中枢は主として延髄にある。交感神経系に着目すると，交感神経系を制御する主な脳部位は延髄腹外側野であり，血管および心臓交感神経を調節している。安静時には圧受容器反射によって，延髄腹外側野と交感神経系の興奮は抑えられている（本文参照）。しかし，運動時には運動指令に伴う情報（セントラルコマンド）と骨格筋受容器からの情報により，圧受容器反射が調節されるため，交感神経活動は持続的に高い状態に維持される。よって血圧が高い水準にあっても心拍数と心筋収縮力も運動中持続的に高い状態に維持される。

（3）　運動時の自律神経性循環調節

①　運動時の交感神経と副交感神経の応答

　心臓には自動興奮性があり，正常の心臓では洞房結節にある特殊心筋細胞がペースメーカーとなり，心拍数を60〜80拍/分のリズムに調節している。しかし洞房結節は心臓交感神経と心臓副交感神経による支配を受けており（第7章を参照），交感神経活動が高まると特殊心筋細胞の興奮リズムは速くなり，一方，副交感神経活動量が高まると特殊心筋細胞の興奮リズムが遅くなる。すなわち前者の場合は頻脈が起こり，後者の場合は徐脈が起こる。また，交感神経活動の亢進は心筋収縮力を高める。心臓交感神経系による調節には，神経伝達物質であるノルアドレナ

リンとアドレナリン受容体の1つである β_1 受容体が，心臓副交感神経系による調節にはアセチルコリンとアセチルコリン受容体の1つであるムスカリン受容体が関与する。

　安静時は交感神経活動水準が低く副交感神経活動水準が高い（副交感神経優位）。したがって安静状態からの漸増負荷運動では，運動強度が増すにつれて心拍数も徐々に増加するが，心拍数が100拍/分程度に達するまでの運動では，その応答は主として副交感神経活動の減弱による。一方，心拍数が100拍/分を超えたあたりから交感神経による調節が有意となり，高強度運動における心拍応答は交感神経系の賦活化に大きく依存する。

　前述したように，交感神経は全身の血管を支配しており，交感神経の興奮は血管収縮を引き起こす。これはノルアドレナリンが血管にある α_1 受容体に作用するためである。運動強度が増加するにつれて交感神経活動が亢進し，心拍数の増加と末梢血管の収縮を引き起こす。血管収縮が生じた臓器の末梢血管抵抗は増加し血流量が制限される。もし，運動強度が増すにつれて交感神経支配を受ける全ての血管が収縮すれば総末梢血管抵抗の上昇が起こる。しかし，実際には総末梢血管抵抗は運動強度が増すにつれてむしろ低下する。この理由はなぜか？　その答えは骨格筋内にある血管系（骨格筋血管床）の特殊性にあり，その詳細については後で述べる。

②　自律神経応答の脳内機序　～少し難しい話～

　これまでに運動時の循環調節は主として自律神経系によるものであることを述べた。では交感神経活動の亢進と副交感神経活動の減弱はどのように制御されているのであろうか。前述したように，交感神経の節前線維の細胞体は脊髄側角にある。この細胞体を調節する脳部位は複数あるといわれており，循環調節に関わる部位として，吻側延髄腹外側野，延髄淡蒼縫線核，視床下部室傍核などが知られている。心臓機能に関わる副交感神経系については節前線維細胞体がある疑核（延髄に位置する）の役割が重要であるとされている。運動によりこれらの脳部位が応

答し，交感神経活動の亢進と副交感神経活動の減弱を介して心拍数と血圧が上昇すると考えられているがその機序の詳細はよくわかっていない。交感神経系を制御する仕組みについては2つの仮説が提唱されている。運動指令に関する脳部位（大脳皮質や辺縁系など）からの情報が吻側延髄腹外側野，視床下部室傍核，延髄淡蒼縫線核，延髄孤束核などを経由して，交感神経活動を制御しているという説（セントラルコマンド説およびフィードフォワード説という）と，骨格筋内の機械受容器や代謝受容器からの求心性情報が，吻側延髄腹外側野や孤束核などを経由してフィードバック性に交感神経活動を賦活化するという説である（図10-4）。運動などの身体活動時には骨格筋への血流量を確保するために持続的に血圧を上昇させる必要がある。前述したように，通常は，血圧が上昇すると，圧受容器反射を介して徐脈や血管拡張など，血圧をもとのレベルまで戻そうとする反射が生じる。しかし運動時には，セントラルコマンドや骨格筋受容器からの入力がこの反射機能を修飾することで，運動時の心拍数と血圧はともに高い水準に維持されている（図10-4）。

（4）　運動時の組織血流量の調節

①　運動時の骨格筋血管床の応答

運動時には交感神経活動が増すため，心拍出量が増加し，末梢血管が収縮する。しかし，活動筋内の血管は交感神経支配を受けているにもかかわらず拡張する。このために，骨格筋には多量の血液が流れ込むことになる。筋血流量の増加により，活動筋には多くの酸素と栄養素が供給され，また生成された代謝産物が血液に排出される。この仕組みにより活動筋は疲労困憊に至るまで活動を続けることができる。活動筋における血管拡張の仕組みについてはいくつかの説が考えられている。活動筋で生成される代謝産物（二酸化炭素や疲労物質など）が血管拡張を引き起こす，骨格筋血管系の内壁には血管拡張作用をもつ β_2 受容体が多く存在し，副腎髄質から分泌される血液中のアドレナリンが血管拡張を引き起こす，骨格筋の収縮弛緩による血管への物理的刺激が血管拡張因子の分泌を促し血管を拡張させる，骨格筋活動による発熱が血管拡張を引

き起こす，などである。活動筋に，より多くの血液を供給する仕組みは，全身の反応（自律神経応答）と局所の反応が見事に組み合わされた合目的な生体応答である。

② 運動による血流再分配

心拍出量を100％とした際の各臓器へ流れる血液分配率を表10-1に示した。安静時には肝臓を含む消化器系や腎臓に多くの血液が流れている。一方運動などの身体活動時には各臓器への血流分配率が劇的に変化する。四肢の血管抵抗は減少し血流量（特に骨格筋）は安静時に比べ大きく増加する。安静時の骨格筋血流量は心拍出量の20％弱（すなわち1 l/min程度）であるが，最大運動によって心拍出量の85％まで増加する（皮膚血流量も含まれるが，多くは骨格筋血流量である）。心拍出量が最大運動により5倍増加していることから，安静時の約20倍（20 l/min）まで増加していることになる。反対に運動時には脳，消化器系，腎臓などの血管抵抗が上昇するため，これらへの血液分配率は減少する。ただし，運動により心拍出量そのものが大きく増加するためにこれらの器官へ流れる血流量（絶対量）は大きく減少するわけではない。また，前述した

表10-1　運動時の血流再分配

安静時には消化器系，腎臓，骨格筋そして脳に多くの血液が流れている。しかし，運動時には心拍出量が安静時の約5倍増加し，また骨格筋への血流量が顕著に増加していることがわかる。

	安静時心拍出量 （5 L/min）	高強度運動時心拍出量 （25L/min）
肺循環（肺動静脈）	100％	100％
脳	13-15％	3-4％
冠循環	4-5％	4-5％
消化器系	20-25％	3-5％
腎臓	20％	2-4％
骨格筋	15-20％	80-85％
皮膚	3-6％	
その他（骨など）	10-15％	1-2％

ように，肺循環血液量は心拍出量と等しいため，運動によって大きく増加する。これはガス交換を促進するうえで極めて重要である。

2. 運動と呼吸

（1）　運動時の呼吸とその調節

① 　運動による呼吸応答

　成人の安静時呼吸数は約12〜15回/分であるが，全身性の漸増負荷運動を行わせるとほぼ直線的に増加し，最大で約60〜70回/分程度まで増加する。1回換気量（成人安静値は約500ml）も，運動強度に応じてほぼ直線的に増加し，最大運動では約5倍に増加する（成人で約2,500ml）。しかしこの値は肺活量の6割程度であることから，肺活量自体が持久性能力の指標にはならないことを示している。呼吸数や1回換気量を促進するためには主呼吸筋（横隔膜や外肋間筋）以外に，内肋間筋，僧帽筋，腹筋などの補助呼吸筋の活動も必要となる。呼吸数と1回換気量の積である分時換気量（成人安静値は約6,000ml）についてみると，最大で10〜20倍程増加するといわれている。

② 　無酸素性作業閾値

　図10-5に示すように，運動強度と分時換気量の関係について見ると，運動強度の増加に伴い換気量も増加を示すが，ある運動強度を超えるとより大きく増加する屈折点が確認される。この点が出現する運動強度を換気性作業閾値（VT）または無酸素性作業閾値（AT）という。AT以下の運動では，主として有酸素系代謝でエネルギーが供給されているのに対し，ATを超えると，無酸素系も動員されるようになる。ATは血液中の乳酸値の変化からも読み取ることができ，この場合を乳酸閾値（LT）と呼ぶ。通常LTはVTよりもやや低い運動強度で出現する。さらに血中乳酸値が4mM/lに達したときの運動強度をOBLA（onset of blood lactate accumulation）と呼び（図10-5），ATやOBLAは全身持久性能力（有酸素性作業能力）の指標として用いられる。

　なおATに関する認識には注意が必要である。ATを有酸素性運動か

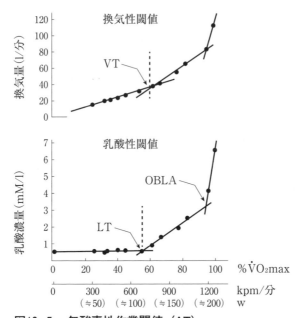

図10-5　無酸素性作業閾値（AT）
　無酸素性作業閾値を迎えると換気量や血中乳酸濃度は急激に増加する。また乳酸は4 mM/l付近でさらに急激に増加する（OBLA）[4]。

ら無酸素性運動に切り替わる強度として説明されることがあるが，これは誤りである。後述するように酸素摂取量は最大運動直前まで上昇することから，有酸素的エネルギー供給系も高強度運動で最大限に利用されていることを忘れてはならない。

③　最大酸素摂取量

　身体で利用される酸素の量を酸素摂取量という。酸素摂取量は組織に流れる血液量（全身を考えた場合は心拍出量に等しい）と動静脈酸素較差（動脈血酸素含有量と静脈血酸素含有量の差）の積で表すことができる（フィックの原理）。強度が低〜中程度の一定の運動を行った場合，換気量や酸素摂取量は運動直後に急激に増加したのち緩やかに増加し，運動開始数分後で一定となる（定常状態）。この状態では，運動のため

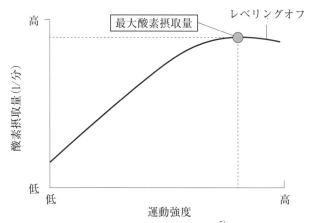

図10-6　運動強度と酸素摂取量の関係[5]
　酸素摂取量は運動直後に直線的に増加するが，高強度になると強度を増加させてもそれ以上酸素摂取量が増加せずレベリングオフの状態となる。この時点が最大酸素摂取量である。

に必要な酸素の量（酸素需要量）と酸素摂取量が安定していることを意味する。一方，漸増負荷運動では強度が上がるにつれて酸素摂取量は直線的に増加するが，最大運動強度の直前で頭打ちとなる（レベリングオフ）（図10-6）。この時の値を最大酸素摂取量（$\dot{V}O_2max$）と呼び，AT同様に全身持久性能力（有酸素性作業能力）の指標として用いられている。体の大きい人は細胞も多く，酸素消費量（基礎代謝量）も大きいので，酸素摂取量を個体間で比較する場合は通常体重あたりで示される。成人の最大酸素摂取量は約40〜50ml/kg/minであるが，他のパラメータ同様に運動習慣により強く影響を受ける。また最大酸素摂取量を100とした相対値を酸素摂取水準（$\%\dot{V}O_2max$）といい，相対的運動強度の指標として用いられる。

④　**酸素負債**

　運動を開始すると酸素摂取量は増加するが，すぐに必要な酸素量が組織や細胞に供給されるわけではない。酸素供給が需要を下回っている間

には，酸素を要しない無酸素性エネルギー供給機構，つまり ATP-PCr
系と解糖系が主に使用されている（第5章参照）。この運動開始直後の
酸素供給の不足を酸素借といい，高強度運動では酸素借が大きくなる。
一方，運動終了後に酸素摂取量は徐々に低下するが，安静時に戻るまで
には時間を要する。運動直後から安静時の水準に戻るまでに消費された
酸素摂取量を酸素負債という。酸素借と酸素負債はほぼ等しいが，高強
度運動では酸素負債が酸素借を上回ることが知られている。これは，酸
素負債には酸素借に加えて体温上昇や代謝亢進などの要因が含まれてい
るためである。酸素負債は運動後の過剰な酸素消費であるということも
できることから，EPOC（excess post exercise oxygen consumption）
とも呼ばれる。

⑤　運動時の呼吸調節の仕組み
　運動時には呼吸数と1回換気量および分時換気量が増加すること，こ
のために外肋間筋と横隔膜に加えて補助呼吸筋も動員されることは既に
述べたとおりである。こうした呼吸応答はどのように調節されているの
であろうか？　呼吸中枢は延髄にあり，延髄背側部や延髄腹側部にある
神経核群がネットワークを形成し，さまざまな情報を統合することに
よって，運動パフォーマンスの維持に必要な呼吸のリズムや様式（深さ
など）が決定され，その情報が運動神経を介して呼吸筋へと伝達される。
運動時の呼吸制御に重要とされる主な情報は，骨格筋受容器である機械
受容器と代謝受容器からの情報，血液中の酸素分圧をモニターしている
末梢化学受容器（頸動脈小体など），血液中の二酸化炭素分圧をモニ
ターしている延髄腹側部の中枢化学受容領域からの情報，そして運動指
令に関する高位中枢からの情報，すなわちセントラルコマンドによるも
のである。
　また，骨格筋である呼吸筋群は運動神経支配であるので呼吸を意識的
に調節することもできる。例えば走行時に2回吸って2回吐く（スッス，
ハッハ）ような呼吸を行っている場合は，随意的な呼吸調節である。

3. 呼吸・循環系のトレーニング効果

　運動トレーニングにより呼吸・循環系は形態的・機能的に変化するため，前述した各パラメータもトレーニングによって変化する。トレーニング効果はトレーニングの種類，強度，期間に加え，トレーニング前の身体活動水準やトレーニング開始年齢など，多くの要因により影響を受ける。ここでは日常生活のなかで運動をほとんど行っていない人が，ジョギングやエアロバイクなどの全身性ダイナミック運動を週3回以上，数か月間継続した場合に起こり得る，呼吸・循環系パラメータの変化について述べる。その変化の概略については図10-7に示した。

　安静時心拍数は運動トレーニングにより低下し，最大下の同一運動強度に対しても低下する。しかし最大運動強度における心拍数には変化が見られない。安静時1回拍出量はトレーニング効果により増大する。同一運動強度および最大運動強度においても増大する。心拍数と1回拍出量の積である心拍出量は，安静時や同一運動強度では変化がみられない。しかし最大運動強度で増大する。最大心拍出量が増加する理由は1回拍出量の増加であり，この機序として，運動トレーニングによる血液量増加，拡張期の心房壁のコンプライアンス（ふくらみやすさ）増加，心筋収縮力の増大などが挙げられる。総末梢血管抵抗や血圧については，トレーニング効果により安静時でそれぞれ低下するが，運動時の反応についてはよくわかっていない。これは運動中の血圧，特に高強度運動に対する血圧を連続的に，かつ，正確にモニターすることが困難なためである。

　呼吸系パラメータについて見ると，呼吸数や1回換気量にはトレーニングの効果はほとんど得られないが，呼吸筋の強化により最大換気量の増加が期待される（図10-7）。また，最大酸素摂取量も運動トレーニングにより増大する。酸素摂取量は，心拍出量と動静脈酸素較差の積として表されるが，最大酸素摂取量の増大は，1回拍出量増大によるところが大きい。しかし，動静脈酸素較差にもトレーニング効果が見られる（表10-2）。この理由として，肺胞における酸素拡散能力の増加，骨格

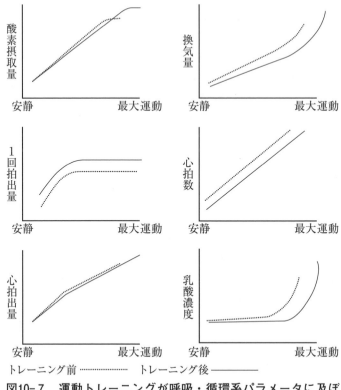

**図10-7　運動トレーニングが呼吸・循環系パラメータに及ぼ
　　　　す影響**

　運動トレーニングにより最大酸素摂取量が増加する。これに
は最大1回拍出量の増加による影響が大きい。最大心拍数はト
レーニングよる影響は受けない。したがって最大心拍出量も増
加する。分時換気量は一定運動強度に対して低下し，最大値は
増大する。血中乳酸濃度も同様であり，これらの反応の変化は
AT が高運動強度側へシフトしていること意味する。

筋毛細血管網増加，骨格筋内で酸素と結合するミオグロビン量の増加，
酸素を消費するミトコンドリア密度の増加，さらに酸化系酵素活性の増
大（酸素利用率の増加）などが考えられている。また酸素摂取能力の向
上に伴い，運動強度に対する分時換気量，および運動強度に対する血中
乳酸値の関係を示す曲線が右方向へシフトする（図10-7）。これは AT
や OBLA が高強度運動側へシフトすることを示しており，トレーニン

表10-2　最大酸素摂取量関連因子の運動トレーニング効果[6]

　運動トレーニングにより最大酸素摂取量が増大する。その理由は主として1回拍出量の増大によることがわかる。

	運動非鍛錬者	運動鍛錬者	△%
最大酸素摂取量 （l/min）	3.3	5.2	＋58
最大心拍数 （拍/min）	190	180	－ 5
1回拍出量 （ml/拍）	120	180	＋50
動静脈酸素較差 （ml/100ml）	14.5	16.0	＋10

グ開始前よりも乳酸が出にくい体質に変わることを意味している。

4. まとめ

　以上，本章では運動時の呼吸・循環応答とトレーニング効果について説明した。また運動時の循環調節機序については，自律神経系による調節機序など，かなり踏み込んだ内容にも触れた。ただしその詳細（関与している脳部位や脳内ネットワークなど）については不明な点が多く残されており，今後の研究成果が待たれるところである。本章を参考に，運動に対する生理学的応答について理解を深めるとともに，運動がなぜ健康の保持・増進に役立つのか，ここで得た知識を応用しながらその理由についても考えていただきたい。

◪ 研究課題

1. 運動強度に依存した呼吸・循環応答についてまとめてみよう。
2. 運動時の自律神経系応答についてまとめてみよう。
3. 呼吸・循環系のトレーニング効果についてまとめてみよう。

引用文献

1) Powers SK. Exercise Physiology, 4th ed, McGraw-Hill Higher Education, New York, USA, 173, 2001.
2) 今井昭一. 標準看護学講座5巻〈疾病の成り立ちと回復の促進〉薬理学, p48, 図2-4, 金原出版, 東京, 1999.
3) Waki H. Central mechanisms of cardiovascular regulation during exercise: integrative functions of the nucleus of the solitary tract. *JPFSM*, 1(2): 253-261, 2012.
4) Ivy JL, Withers RT, Van Handel PJ, et al. Muscle respiratory capacity and fiber type as determinants of the lactate threshold. *J Appl Physiol Respir Environ Exerc physiol*, 48(3): 523-527, 1980.
5) 小山勝弘, 安藤大輔編著. 運動生理学, 三共出版, 東京, 2013.
6) McArdle, et al. *Exercise Physiology, 3rd ed.*, p.428, Lea & Febiger, Malvern, 1991.

参考文献

① 本間研一監修．標準生理学（第9版），医学書院，東京，2019.

② 坂井建雄，岡田隆夫．系統看護学講座 専門基礎分野 人体の構造と機能［1］解剖生理学，医学書院，東京，2019.

③ W. Larry Kenney, Jack H. Wilmore, David L. Costill. Physiology of Sport and Exercise, 6th edition, Human Kinetics Publishers, Champaign, IL, United States, 2015.

④ 宮村実晴編集．ニュー運動生理学（Ⅰ）（Ⅱ），真興交易株式会社医書出版部，東京，2014.

⑤ 宮村実晴編集．身体運動と呼吸・循環機能Ⅱ 循環機能，真興交易株式会社医書出版部，東京，2012.

⑥ J.R. Levick，（岡田隆夫監訳）．心臓・循環の生理学，*An Introduction to Cardiovascular Physiology*, 5th ed, メディカル・サイエンス・インターナショナル，東京，2011.

⑦ Allan Siegel & Hreday N. Sapru（前田正信監訳）．エッセンシャル神経科学，*Essential Neuroscience*，丸善株式会社，東京，2008.

⑧ 石河利寛，杉浦正輝共編著．運動生理学，建帛社，東京，1989.

11 | 健康・スポーツの科学的理解(3)
運動能力と遺伝子多型

福 典之

（学習目標）
1. 運動能力の遺伝率について理解する。
2. 運動能力に及ぼす核遺伝子多型の役割について知る。
3. 運動能力に影響するミトコンドリア遺伝子多型およびハプログループと
   運動能力について理解を深める。

1. はじめに

　適切なトレーニングを積めば，誰でもパフォーマンスは向上する。しかしながら，オリンピアンになるといった高いレベルの能力を発揮するためにはその選手の身体的特性がそのスポーツ種目の特性とマッチするか否かに左右されるだろう。スポーツの場面で秀でたアスリートが誕生するのは「氏か育ちか」という議論がある。すなわち，ある能力を発揮するのに遺伝（氏）と環境（育ち）のどちらが重要なのかという問いである。また，「蛙の子は蛙」や「親子鷹」という言葉は，「子は親に似る」ということの例えであるが，これは遺伝情報が親から子へ伝わる現象を示している。このように，親の形質が子へ伝えられる現象を遺伝という。例えば，一卵性双生児が同じ種目で高い競技力を発揮する場面は目にするが，一卵性双生児の片方は短距離系種目でもう片方が長距離系種目で活躍することは皆無である。このように，運動能力を決める要因としてトレーニング，食事，休養といった環境要因だけでなく遺伝要因も関与していると考えるのが妥当であろう。

　一方で「鳶が鷹を生む」といった言葉に代表されるように，必ずしも両親の表現型が子供に厳密に伝わるわけではない。では実際に，アス

リートの運動能力に遺伝がどの程度関与しているのだろうか？　また，遺伝要因の何が運動能力を規定しているのだろうか？　本章では，スポーツと遺伝について，特に運動能力に関連する遺伝子多型（DNA 配列の個人差）について解説する。

2.　運動能力の遺伝率

　ヒトの体格，身体組成，および呼吸循環機能といった特徴には個人差がある。これらの個人間のばらつきに環境要因と遺伝要因が関与している。この個人差は運動能力といったスポーツの適性にも反映する。例えば，長距離走やクロスカントリースキーといった持久的運動能力の指標である最大酸素摂取量といった個人の特徴，あるいは短距離走やウエイトリフティングのような瞬発的運動能力の指標である筋力といった個人の特徴は，複数の遺伝要因と環境要因の交互作用によって決まる多因子遺伝形質（複数の遺伝子と環境因子の影響を受けて決まる形質）であると考えられている。では具体的に，運動能力あるいは最大酸素摂取量や筋力といった特徴に個人がもつ先天的な体質，すなわち遺伝要因がどの程度関与しているのだろうか？　これを調べる方法として，親子や兄弟を対象として，ある個人の特徴に対する遺伝率を算出する手法がある。この個人の特徴（表現型）にどのくらい遺伝要因が関与するかを示す尺度を遺伝率という。はじめに競技力，持久力，筋力の遺伝率について解説する。

（1）　競技力の遺伝率

　競技力に遺伝要因がどの程度関与しているのかを明らかにするため，4,488名の女性を対象にした大規模な双子研究がある[1]。この研究では，競技スポーツ経験を調査し，「これまでスポーツに参加したことがない」，「学校，クラブ，および大学でスポーツに参加した経験がある」，「州や国レベルの大会に出場した経験がある」という3つのレベルに分類し，双子間における競技力の差から遺伝率を算出した結果，66％と見積もられた。つまり，パフォーマンスを規定する要因のうち，66％が遺伝要因

の影響を受けており，34%がトレーニングなどの環境要因の影響を受けていることを示している。このように，大規模な研究では，パフォーマンスの決定要因として環境要因より遺伝要因の方が強く影響しているという結果が出ている（図11-1）。最近，オリンピックでメダリストになれるかどうかに遺伝がどの程度関与しているかについての疫学研究が報告された[2]。1896年から2012年の間にオリンピックに参加した125,051名を対象として調査すると，オリンピック・メダリストと血縁関係にあるアスリートは，同様にオリンピックでメダルを獲得する確率が高くなることがわかった。一方，12組の一卵性双生児，33組の二卵性双生児において，オリンピックでメダルを獲得するための遺伝率を算出すると，それは20%程度であった。遺伝率の算出に用いたアスリートの数が少ないことや遺伝・環境の交互作用を加味していないなどの問題点はあるものの，この数字は遺伝要因というよりはむしろ環境要因の重要性を指摘するものである。オリンピックで活躍できるアスリートは，活躍できる家族や親戚のサポートといった環境要因が重要であるかもしれない。オリンピックでメダリストになるための遺伝・環境の貢献の程度については，今後の多角的で大規模なアプローチで結論づける必要がある。

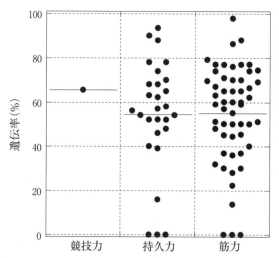

図11-1　競技力，持久力，および筋力の遺伝率（文献34）より引用改変）

（2）　持久力の遺伝率

最大酸素摂取量は，長距離走やクロスカントリースキーといった持久的な競技能力と密接な関係がある。また，持久系のアスリートだけでなく全てのアスリートにおいて，過酷なトレーニングを行うために重要な基礎的な能力でもあると考えられる。1970年代の研究[3)4)]において，最大酸素摂取量の遺伝率は90％程度であると報告されたが，それ以降の比較的規模の大きい研究ではこのような高い遺伝率は報告されていない。

Bouchard ら[5)]は，一卵性双生児106名，二卵性双生児66名，兄弟42名の成人男性を対象にした研究において，最大酸素摂取量の遺伝率は40％であったと報告した。その後，86家族429名を対象に最大酸素摂取量の遺伝率も検討し，50％であることを報告している[6)]。興味深いことに，この研究において，父子より母子における最大酸素摂取量との強い相関を認めており，mtDNA の関与を示唆している。これまでの持久力の遺伝率をまとめると，それは 0 〜93％の範囲であり，それらをまとめると56％である（図11-1）。

（3）　筋力の遺伝率

筋力は，短距離走や重量挙げならびに柔道・レスリングといった瞬発系・パワー系の競技能力と密接な関係がある。また，加齢性筋肉減弱症（サルコペニア）の観点からもこの能力は重要視されている。Tainen ら[7)]は，97組の一卵性双生児および102組の二卵性双生児の高齢女性を対象に筋力と筋パワーの遺伝率を検討し，等尺性膝伸展力は48％，脚伸展パワーは32％と見積もった。また，Silventoinen ら[8)]は，154,970組の兄弟，1,582組の一卵性双生児，および1,864組の二卵性双生児の男性を対象とした大規模研究において，若年期の等尺性膝伸展力の遺伝率は，それぞれ，50％と報告した。さらに，Arden ら[9)]は，227組の一卵性双生児および126組の二卵性双生児の成人女性を対象とした研究において，脚伸展パワーの遺伝率は46％であると報告している。日本人を対象とした研究では，握力の遺伝率についての報告がある。Okuda ら[10)]は，90組の一卵性双生児と68組の二卵性双生児の子供を対象に検討し，握力の

遺伝率は77％と高い遺伝率を示した。このような値の違いはヨーロッパ人やアジア人といった民族の差や測定部位（脚と腕）の違いが影響している可能性がある。いずれにせよ，筋力や筋パワーに遺伝が半分程度関与していることは間違いない。いずれにせよこれまでの持久力の遺伝率をまとめると，それは0〜98％の範囲であり，それらをまとめると55％である（図11-1）。

3. 運動能力に関連する核遺伝子多型

瞬発系や持久系の運動能力やそれらに関連する筋線維組成に環境要因だけでなく遺伝要因が関与していることが多くの疫学研究から明らかになっている。したがって，この遺伝要因の何がこれらの表現型に関与しているのかを具体的に明らかにする必要がある。1998年にMontgomeryら[11]がACE遺伝子多型（後述）の運動能力に及ぼす影響をNature誌に報告したのをきっかけに，世界中で多くの研究者がこの種の研究を開始した。このように，スポーツ遺伝子に関する研究は歴史が浅いが，これまでに120種以上の遺伝子多型と運動能力との関連性が報告されている。遺伝子多型の影響は，アフリカ人やヨーロッパ人・アジア人といった民族によって異なるとの報告が多いため，これら120種の遺伝子の中で特に日本人において報告されているものに着目したい。

（1） ACTN3遺伝子R4577X多型と運動能力

α-アクチニンは，筋節を区切るZ膜の主要な構成成分である。α-アクチニンは，α-アクチニン2と3の2種類が骨格筋において発現しており，筋収縮や骨格筋の構造維持に重要な役割を果たしている。α-アクチニン2は全ての骨格筋線維（Type I，IIa，IIx）に発現するが，α-アクチニン3はType II線維，すなわち速筋線維にのみ発現している。α-アクチニン3遺伝子は，染色体11番に位置し，この遺伝子領域におけるナンセンス塩基置換（R577X，rs1815739）は，第16エクソンのC>Tの塩基置換により，577番目のアミノ酸がR（アルギニン）からX（終止コドン）に変化するため，ナンセンスmRNA分解

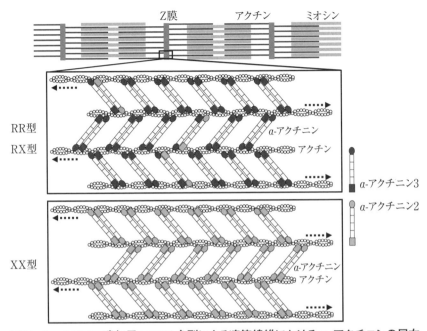

図11-2　ACTN3遺伝子R577X多型による速筋線維におけるα-アクチニンの局在

（nonsense-mediated mRNA decay）を受けて，翻訳される前に分解されると考えられる。したがって，この多型のXX型を有する者は速筋線維においてα-アクチニン3を発現しておらず，α-アクチニン2が代償的に発現している（図11-2）。

　Yangら[12]は，オーストラリア人でオリンピックに出場経験者を含むトップアスリートを対象とした研究において，XX型は持久系トップアスリートや健常一般人で多数検出されるのに対し，パワー系トップアスリートでは1例も検出されないことを報告した。つまり，瞬発系のトップアスリートの多くは，RR型およびRX型を有する選手が多い。その後，フィンランド人を対象とした研究においても，同様の結果が報告された[13]。著者らも日本人陸上競技選手を対象に競技力に及ぼすR577X多型の影響を検討すると，彼らの研究と同じように瞬発系の競技者ではRR型およびRX型の頻度が高かった[14]。興味深いことに，著者ら[15]は，トップレベルの男子100m選手の自己記録をR577Xの多型ごとに観察

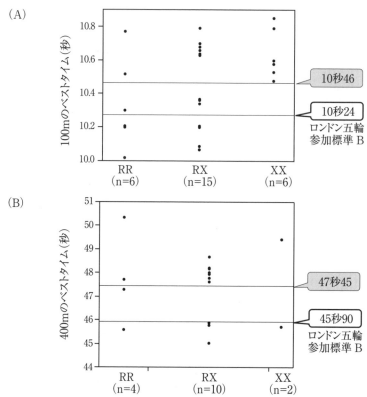

(A)

(B)

図11-3　ACTN3 遺伝子 R577X 多型による遺伝子ごとの男子100m
　　　　ベストタイム(A)および男子400m ベストタイム(B)

　すると，XX 型の全員が全体平均のタイムより遅く，また，2012年ロン
ドン五輪の参加標準記録を切っている選手は存在しなかった（図11-3
A）。一方，男子400m 選手では，どの遺伝子型でもロンドン五輪の参加
標準記録を切っている選手が存在し，記録の違いは遺伝子型間で認めら
れなかった（図11-3 B）。このように，R577X 多型は，瞬発系の競技で
も特に速い筋収縮が求められる競技に影響する可能性がある。実際に，
Vincent ら[16]は，毎秒100度，200度および300度での脚伸展トルクに及
ぼす R577X 多型の影響を検討すると，高速（毎秒300度）の脚伸展トル
ク値のみで遺伝子型間で異なっており，RR 型が XX 型より脚伸展トル
ク値が高かった。また，RR 型や RX 型を有する者では，XX 型を有す

る者より外側広筋の Type IIx 線維（速筋線維）の割合がわずかに高い
ことや筋断面積が大きいことが報告されている[16)17)]。このほかにも，
RR 型および RX 型が瞬発的な運動能力や筋力・筋パワーといった表現
型と関連するとの報告が多い。

　一方，Yang ら[12)]の研究において，持久系競技者における XX 型の頻
度が高い傾向にあることを認めている。そこで，同じ研究グループの
MacArthur ら[18)]は，ヒトにおける R577X 多型の XX 型をモデルとした，
骨格筋に α-アクチニン 3 を発現していないノックアウトマウスを作成
した。このノックアウトマウスの骨格筋では，ミトコンドリア内の酸化
系酵素の活性上昇と乳酸脱水素酵素の活性低下を示した。また，このマ
ウスはトレッドミル走における疲労困憊に至るまでの走行時間が，正常
のマウスと比較して長かった。これらの動物実験のデータから，α-ア
クチニン 3 の欠損は，速筋線維を遅筋化することで，持久系の運動能力
に影響を及ぼしていると考えられる。R577X 多型と持久系競技能力と
の関連性を検討したヒトを対象とした研究において，Shang ら[19)]は，
XX 型が持久的運動能力に関連していると報告した。しかしながら，持
久系競技能力と R577X 多型の関連性は認められないとする報告も数多
く存在する。著者らの検討では，国際級の長距離ランナーでは，RR 型
や RX 型の頻度が高い値を示す[14)]。また，同様の成績はロシア人持久系
アスリートを対象にした Ahmetov ら[20)]の研究からも得られており，
XX 型がヒトの持久系パフォーマンスに及ぼす影響については一致した
見解が得られていない。

（2）　ACE 遺伝子 I/D 多型と運動能力

　アンジオテンシン変換酵素（ACE：angiotensin-converting enzyme）
は，アンジオテンシン I を，血管収縮作用を有する活性型のアンジオテ
ンシン II に変換する酵素であり，循環調節に重要な役割を演じている。
第17染色体に存在する ACE 遺伝子は26のエクソンから構成されており，
第16イントロンに287 bp の挿入/欠失（I/D）多型（rs4340）が認めら
れる。野生型が I（Insertion）型，欠失しているものが D（Deletion）

型である。このI/D多型のDD型＞ID型＞II型の順に血中ACE濃度が高いことが知られている。

　Montgomeryら[11]は，ACE遺伝子のI/D多型がヒトの持久系運動能力に関連することを報告した。この研究は，運動能力と遺伝子多型との関連について世界で初めて報告した論文として注目を浴びた。Montgomeryらの報告に続いて，Myersonら[21]は，オリンピックレベルのランナーを対象としてI/D多型を解析し，3000m以下のランナーと比較して5000m以上を専門とするランナーにおいてII型またはID型の頻度が高く，Iアリルが持久性運動能力を規定する遺伝子型であることを示した。一方で，一流の瞬発系競技者ではDD型の頻度が高いことが報告されている[21]。DD型は，ACE活性と関連しており，血管収縮作用以外にも筋肥大をもたらす成長因子であることが知られている。そこで，I/D多型とレジスタンストレーニングに対する骨格筋量および筋力の応答の関連性を検討した研究によるとDD型はII型と比較して運動トレーニングにより筋力が向上するという成績が得られている[22]。これまでのACE遺伝子のI/D多型に関する知見は，ヨーロッパ人を対象とした研究である。アジア人を対象とした研究では，逆にII型が瞬発系競技に関連し，DD型が持久系の競技に関連するという報告が著者らの報告も含めいくつか存在する[23)24)]。このヨーロッパ人とアジア人で逆の遺伝子型が表現型に関連しているという知見は非常に興味深い。しかしながら，そのメカニズムは解明されておらず今後の更なる研究の発展が望まれる。

　これまでに追試された結果の中では，この多型の運動能力に与える意義について疑問視する声も多い。このI/D多型の検出には，I/D多型を含むDNA領域をPCR法によって増幅し，その増幅DNA断片のサイズの違いを電気泳動法によって確認するという方法が一般的に用いられている。しかしながら，この方法は高い確率でミスタイピングが生じるために，ACE遺伝子I/D多型と運動能力については今後検討し直す必要があるだろう。I/D多型を解析する代替法として，このI/D多型と欧米人ならびにアジア人で100%連鎖している一塩基多型であるG/C

多型（rs4341）を解析する方法が提案されている[25]。

4. ミトコンドリアと運動能力

　ミトコンドリアは，前述したとおり，エネルギー産生工場である。このほかにもミトコンドリアは多様な機能を有しているが，その主要な役割はミトコンドリア内膜に存在する酸化的リン酸化機構によるATPの生成である。ミトコンドリアマトリックスに存在するクエン酸回路で栄養素（糖質・脂質）に含まれている水素を抜き出し，内膜にある呼吸鎖でマトリックスと膜間腔との間に水素のエネルギー勾配を生じさせる。この水素の濃度勾配を利用してATP合成酵素がATPを合成する。ロケットは水素と酸素を反応させたときの爆発的なエネルギーを使って宇宙空間へ移動するが（図11-4），ミトコンドリアにおいても水素と酸素を反応させて生命活動のための直接のエネルギー源であるATPを合成する。例えば，マラソン（42.195km）は休みなく2時間以上も筋収縮を継続しなければならない。また，心臓は生まれてから死ぬまでその筋肉を動かし続けなければならない。そのために，ミトコンドリアにおいて，脂質や糖質に含まれている水素を抜き出し，それを酸素に受け渡すことでATPを休みなく生成する必要がある。したがって，いかに効率

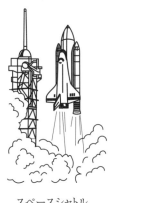

スペースシャトル
$2H_2 + O_2 \rightarrow 2H_2O$

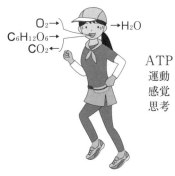

栄養素 ＋酸素
→二酸化炭素 ＋水

図11-4　爆発的な酸化（燃焼）と緩慢な酸化（呼吸）

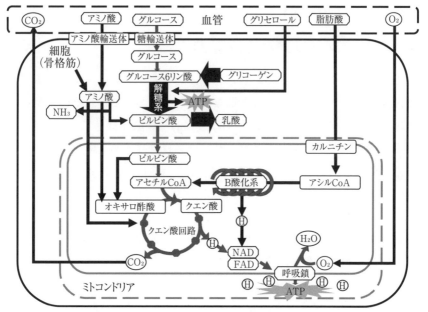

図11-5　無酸素性エネルギー供給機構と有酸素性エネルギー供給機構

的に ATP を生成するかが重要な鍵を握っている。この ATP の生成にはミトコンドリアが必要不可欠であり，ミトコンドリア DNA（mtDNA）にコードされたミトコンドリアタンパクも ATP の生成能力や効率に大きな影響を及ぼすだろう。したがって，mtDNA の個人差は，運動能力，特に持久的な能力を規定する重要な候補遺伝子である。

（1）　mtDNA 多型と運動能力

　これまで多数の論文が mtDNA 多型と運動能力との関連性について検討しており，そのうちの多くが，関連性ありとのデータを示している。1990年代に mtDNA 多型と運動能力に関する研究が Dionne ら[26] によって報告された。個体の最大酸素摂取量が父親よりも母親の影響をより強く受けるという疫学研究があることから，母系遺伝する mtDNA に着目した。22種類の制限酵素を用いて，mtDNA の多型を PCR-RFLP 法により解析した結果，4つの多型が最大酸素摂取量の個人差に関連していた。この研究で用いられた多型の解析は，16,569塩基対からなる

mtDNA のごく一部を解析したに過ぎないが，mtDNA 多型と運動能力の関連性を世界で初めて報告した研究である。その後，同様の PCR-RFLP 法を用いて，mtDNA 多型と最大酸素摂取量や持久系運動能力との関連性の検討がヨーロッパ人においてなされている。

　我が国においては，Murakami ら[27]による mtDNA の制御領域における多型が若年健常者の最大酸素摂取量や骨格筋の mtDNA 含量（＝ミトコンドリアの量）を規定しているという先駆的な報告がある。mtDNA の制御領域は，mtDNA の転写や複製を制御する領域なので，この領域における多型は，ミトコンドリアの量を変化させ持久的運動能力に関連する可能性がある。そこで著者ら[28]は，185名の日本人トップアスリートにおける mtDNA 制御領域の塩基配列を決定した。その結果，152T>C，514（CA)n，および568Cn 多型は持久系／ミドルパワー系運動能力に，204T>C，および16278C>T 多型は瞬発系／パワー系運動能力に関連することが明らかとなった。興味深いことは，持久的な運動能力に関連すると考えられていた mtDNA 多型は，持久系の運動能力だけでなく，瞬発系／パワー系の運動能力にも関係する可能性が示されたことである。

（2）　ミトコンドリアハプログループと運動能力

　前述したとおり，各個体の mtDNA に存在する多型の多くは，他の多型と連鎖している。したがって，それぞれの多型を解析するよりもミトコンドリアハプログループの指標となる多型を解析することが重要と考えられている。最近では解析したいくつかの多型をハプログループとして分類して検討している研究が多い。そのうちの多くはミトコンドリアハプログループと運動能力との関連性について検討している。

　著者ら[29][30]は，オリンピック出場経験のある日本人146名（アスリート群），およびアスリートではない日本人672名（コントロール群）を対象に，12の主要なミトコンドリアハプログループを解析し，それらの頻度をグループ間で比較した（図11-6）。ハプログループ G1 の頻度は，コントロール群に比較して持久系選手群で高かった。また，ハプログ

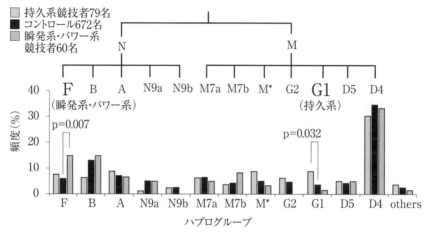

図11-6　日本人のミトコンドリアハプログループと運動能力との関連

ループ F の頻度は，コントロール群に比較して瞬発系/パワー系の選手
群で高かった。この研究により mtDNA が持久系/ミドルパワー系運動
能力だけでなく，瞬発系・パワー系運動能力とも関連する可能性が世界
で初めて示された。この報告に続いて，著者ら[31]は日本人一般集団479
名を対象として，ハプログループと筋力との関連性を検討し，マクロハ
プログループ N が脚伸展パワーや垂直跳びの能力と関連することを報
告した。Kim ら[32]は，韓国人を対象に，上記の著者らと同様なアプ
ローチを行い，ハプログループ M^*，N9，およびBが持久系運動能力
と関連することを報告した。韓国人と日本人は遺伝的に極めて近似した
人類にもかかわらず，ハプログループBの頻度が持久系/ミドルパワー
系選手群で低頻度であるという結果の一致以外は異なる結果となった。
最近，著者ら[33]は，約200名の日本人トップアスリートにおいて
mtDNA 全塩基配列を決定した。その結果，ミトコンドリアハプログ
ループ G が瞬発系アスリートと持久系アスリートの間で顕著に異なっ
ていた。

5. 遺伝子多型と表現型との関連について考える際の留意点

　本章では，主に筋肉の構造に関わる ACTN 3 遺伝子や ACE 遺伝子，ならびに mtDNA の多様性が運動能力に及ぼす影響について述べた。例えば，ACTN 3 遺伝子の R577X 多型を選手の競技変更に利用するならば，XX 型を有する選手は100m 走というよりはむしろ少し距離の長い400m 走を専門種目として選んだ方がオリンピアンとして成功する可能性が高いということになる。しかしながら，運動能力を決める多くの遺伝子多型は，ある表現型に対して決定因子になっていないということを注意する必要がある。

　遺伝子多型を調べた際，それがある表現型に対して決定因子なのか危険因子なのかによって，解釈が大きく異なる。1 つの遺伝子の違いが病気になるか/ならないかを方向づけるものを決定因子という。例えば，ハンチントン病遺伝子を有していると，ほぼ100%の確率でこの病気に罹患する。一方，危険因子はある病気になる可能性が高いことを示すものである。この危険因子（スポーツの場面においては「適性因子」）の解釈には，注意が必要である。例えば，「あなたは，普通の人より瞬発系の競技で成果を出す可能性が 2 倍ほど高い」という調査結果が出たとす

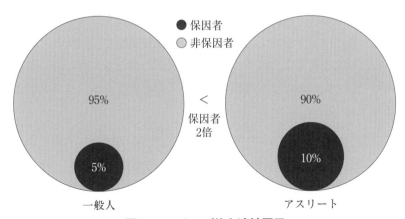

図11-7　オッズ比と適性因子

る。つまり，「一般集団と比較して，瞬発系競技者において2倍の頻度でみられる適性因子を有している」ということであるが，仮にこの適性因子を有している人が一般集団の中で5％程度だとしたら，それが2倍になったとしても10％程度である。すなわち，瞬発系競技者の90％がその適性因子を有していないことを意味している。これでももちろん差を有しているのだが，決定因子と危険因子（適性因子）ではその解釈に大きな差があることに注意する必要がある。また，運動能力に関する適性因子が数十から数百発見されれば，その組み合わせで決定因子に近い判定因子になる可能性もある。したがって，遺伝情報を利用した適性種目の選択やトレーニングの応用についてはこの点を十分に注意することが重要である。

6. まとめ

　本章では，スポーツと遺伝，特に運動能力と遺伝率，ならびに遺伝子多型についての現在までの知見について，アジア人の知見に的を絞り解説した。個々の遺伝子多型が運動能力に与える影響はわずかであると考えられるため，多くの遺伝子多型の影響を検討する必要がある。実際，瞬発系運動能力との関連性について十分なエビデンスが得られているACTN3遺伝子のR577X多型ですら，表現型に対する寄与率は3〜5％程度であると言われている。ヨーロッパを中心に，複数の遺伝子多型の複合的な影響の検討が行われているが，運動能力の遺伝要因を十分に説明するには不十分である。運動能力に遺伝要因が環境要因と同程度かそれ以上関与することは多くの疫学研究から明らかになっている。今後は，アジア人においても複数の遺伝子多型の影響を検討する必要があるだろう。

🔋 研究課題

1．アスリートの運動能力に遺伝がどの程度関与するかについて考えて みよう。

2．ACTN 3 遺伝子 R577X 多型がなぜ運動能力に関連するか考えてみ よう。

3．運動能力が父親よりも母親の影響をなぜ受けるのかについて mtDNA 多型の観点から考えてみよう。

4．遺伝子情報をスポーツや健康分野に応用することの是非について考 えてみよう。

引用文献

1) De Moor MH, Spector TD, Cherkas LF, et al. Genome-wide linkage scan for athlete status in 700 British female DZ twin pairs. *Twin Res Hum Genet* 10 (6)：812-820, 2007.

2) Antero J, Sauliere G, Marck A, Toussaint JF. A Medal in the Olympics Runs in the Family: A Cohort Study of Performance Heritability in the Games History. *Front Physiol* 9 ：1313, 2018.

3) Klissouras V. Heritability of adaptive variation. *J Appl Physiol* 31(3)：338-344, 1971.

4) Klissouras V, Pirnay F, Petit JM. Adaptation to maximal effort: genetics and age. *J Appl Physiol* (1985) 35(2)：288-293, 1973.

5) Bouchard C, Lesage R, Lortie G, et al. Aerobic performance in brothers, dizygotic and monozygotic twins. *Med Sci Sports Exerc* 18(6)：639-646, 1986.

6) Bouchard C, Daw EW, Rice T, et el. Familial resemblance for VOmax in the sedentary state: the HERITAGE family study. *Med Sci Sports Exerc* 30(2)：252-258, 1998.

7) Tiainen K, Sipila S, Alen M, et al. Shared genetic and environmental effects on strength and power in older female twins. *Med Sci Sports Exerc* 37(1)：72-78, 2005.

8) Silventoinen K, Magnusson PK, Tynelius P, et al. Heritability of body size and muscle strength in young adulthood: a study of one million Swedish men. *Genet Epidemiol* 32(4)：341-349, 2008.

9) Arden NK, Spector TD. Genetic influences on muscle strength, lean body

mass, and bone mineral density: a twin study. *J Bone Miner Res* 12(12) : 2076-2081, 1997.

10) Okuda E, Horii D, Kano T. Genetic and Environmental Effects on Physical Fitness and Motor Performance. *Int J Sport Health Sci* 3 : 1 - 9 , 2005.

11) Montgomery HE, Marshall R, Hemingway H, et al. Human gene for physical performance. *Nature* 393(6682) : 221-222, 1998.

12) Yang N, MacArthur DG, Gulbin JP, et al. ACTN 3 genotype is associated with human elite athletic performance. *Am J Hum Genet* 73(3) : 627-631, 2003.

13) Niemi AK, Majamaa K. Mitochondrial DNA and ACTN 3 genotypes in Finnish elite endurance and sprint athletes. *Eur J Hum Genet* 13(8) : 965-969, 2005.

14) Kikuchi N, Miyamoto E, Murakami H, et al. ACTN 3 R577X genotype and athletic performance in a large cohort of Japanese athletes. *European Journal of Sport Science.*

15) Mikami E, Fuku N, Murakami H, et al. ACTN 3 R577X genotype is associated with sprinting in elite Japanese athletes. *Int J Sports Med* 35(2) : 172-177, 2014.

16) Vincent B, De Bock K, Ramaekers M, et al. ACTN 3 (R577X) genotype is associated with fiber type distribution. *Physiol Genomics* 32(1) : 58-63, 2007.

17) Zempo H, Tanabe K, Murakami H, et al. ACTN 3 polymorphism affects thigh muscle area. *Int J Sports Med* 31(2) : 138-142, 2010.

18) MacArthur DG, Seto JT, Raftery JM, et al. Loss of ACTN 3 gene function alters mouse muscle metabolism and shows evidence of positive selection in humans. *Nat Genet* 39(10) : 1261-1265, 2007.

19) Shang X, Huang C, Chang Q, et al. Association between the ACTN 3 R577X polymorphism and female endurance athletes in China. *Int J Sports Med* 31 (12) : 913-916, 2010.

20) Ahmetov, II, Druzhevskaya AM, Astratenkova IV, et al. The ACTN 3 R577X polymorphism in Russian endurance athletes. *Br J Sports Med* 44(9) : 649-652, 2010.

21) Myerson S, Hemingway H, Budget R, et al. Human angiotensin I-converting enzyme gene and endurance performance. *J Appl Physiol* (1985) 87(4) : 1313-1316. 1999.

22) Giaccaglia V, Nicklas B, Kritchevsky S, et al. Interaction between angiotensin converting enzyme insertion/deletion genotype and exercise training on knee extensor strength in older individuals. *Int J Sports Med* 29(1) : 40-44, 2008.

23) Tobina T, Michishita R, Yamasawa F, et al. Association between the angiotensin I-converting enzyme gene insertion/deletion polymorphism and endurance running speed in Japanese runners. *J Physiol Sci* 60(5) : 325-330,

2010.

24) Wang G, Mikami E, Chiu LL, et al. Association analysis of ACE and ACTN 3 in elite Caucasian and East Asian swimmers. *Med Sci Sports Exerc* 45(5)： 892-900, 2013.

25) Tanaka C, Kamide K, Takiuchi S, et al. An alternative fast and convenient genotyping method for the screening of angiotensin converting enzyme gene polymorphisms. *Hypertens Res* 26(4)：301-306, 2003.

26) Dionne FT, Turcotte L, Thibault MC, et al. Mitochondrial DNA sequence polymorphism, VO 2 max, and response to endurance training. *Med Sci Sports Exerc* 23(2)：177-185, 1991.

27) Murakami H, Ota A, Simojo H, et al. Polymorphisms in control region of mtDNA relates to individual differences in endurance capacity or trainability. *Jpn J Physiol* 52(3)：247-256, 2002.

28) Mikami E, Fuku N, Takahashi H, et al. Polymorphisms in the control region of mitochondrial DNA associated with elite Japanese athlete status. *Scand J Med Sci Sports* 23：593-599.

29) Fuku N, Mikami E, Tanaka M. Association of mitochondrial DNA polymorphisms and/or haplogroups with elite Japanese athlete status. *J Phys Fitness Sports Med* 2 (1)：17-27, 2013.

30) Mikami E, Fuku N, Takahashi H, et al. Mitochondrial haplogroups associated with elite Japanese athlete status. *Br J Sports Med* 45(15)：1179-1183, 2011.

31) Fuku N, Murakami H, Iemitsu M, et al. Mitochondrial Macrohaplogroup Associated with Muscle Power. *Int J Sports Med* 33(5)：410-414, 2012.

32) Kim KC, Cho HI, Kim W. MtDNA Haplogroups and Elite Korean Athlete Status. *Int J Sports Med* 33(1)：76-80, 2012.

33) Mikami E, Fuku N, Kong QP, et al. Comprehensive analysis of common and rare mitochondrial DNA variants in elite Japanese athletes: a case-control study. *J Hum Genet* 58(12)：780-787, 2013.

34) 村上晴香，膳法浩史，宮本（三上）恵理，他．運動能力・運動行動の遺伝率．体力科学，65：280，2016.

12 | 健康・スポーツの科学的理解(4)
女性と運動

| 須永　美歌子

　ヒトは，生物学的に男性と女性の2つに分けられ，生まれたときからみられる先天的な違いや思春期以降の性ホルモン濃度の変化によって生じる後天的な違いがある。このような男性と女性の違いを性差という。運動・トレーニングが生理的に与える影響にも性差は生じるが，これまで運動生理学分野では男性を中心に研究がなされており，女性における運動時生理反応が男性と同じであるか否かについてはあまり知られていない。本章では，女性アスリート特有の健康障害や月経周期がコンディションに与える影響について解説する。

　一般的に，女性は男性に比べて身長が低い，筋肉量が少ない，体脂肪量が多いなどといった身体的特徴がある。このような外見的な特徴に加えて，思春期を迎えると初潮が発現し，妊娠・出産をするために必要な機能が備わってくる。生物学的な性差を生み出すメカニズムには，臓器ごとの自律的な遺伝子発現の制御を介する「性ホルモン非依存性の性差」と性ホルモンの絶対量や比率が性差に影響を及ぼす「性ホルモン依存性の性差」が存在する[1]（図12-1）。本章では，後者の「性ホルモン依存性の性差」に着目し，性ホルモン濃度が病的に低値を示す場合や月経周期による増減が女性の運動時反応に及ぼす影響について検討した研究を中心に紹介する。

1. 女性アスリートの三主徴

　現代では，女性がスポーツをすることはごく当たり前であるが，近代オリンピックの第1回アテネ大会（1896年）では女性の参加は禁じられていた。女性が初めてオリンピックの参加が認められたのは，第2回パリ大会（1900年）であり，女性の参加比率は約2％であった。日本人

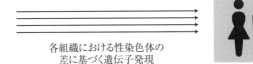

性ホルモン非依存性　各組織ごとの自律的な遺伝子発現の制御を介する

XX，XY
性腺以外の
細胞の染色体

各組織における性染色体の
差に基づく遺伝子発現

性ホルモン依存性　性ホルモンの絶対量や比率が性差に影響を及ぼす

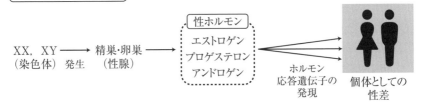

XX，XY ── 精巣・卵巣 ── 性ホルモン
（染色体）　発生　（性腺）

エストロゲン
プロゲステロン
アンドロゲン

ホルモン
応答遺伝子の
発現

個体としての
性差

図12-1　性差を生み出す2つのメカニズム（文献1）を引用改変）

　女性が初めて近代オリンピックに参加したのは1928年のアムステルダム大会である。この大会では，人見絹枝が出場して800mで銀メダルを獲得し，日本人女性初のメダリストとなった。その後，女性のオリンピック参加比率は年々増加し，2016年に開催されたリオデジャネイロオリンピックでは参加者の45%が女性となった。日本人における夏季オリンピックの金メダル獲得数は2004年のアテネ大会以降，4大会連続で男子を上回っている。このように我が国の女性のスポーツ参加は急激に増加し，それに伴い国際的な競技力も向上してきた。しかしながら，このような女性スポーツの躍進の裏で，女性アスリート特有の健康障害が問題となっている。スポーツに参加するすべての女性が健康状態を保ちながら競技に取り組める環境づくりのためには，女性とスポーツに関する研究が発展する必要がある。

　女性アスリートに多く発症する健康障害には，「利用可能なエネルギー不足（摂食障害の有無は問わない)」，「視床下部性無月経」，「骨粗鬆症」が挙げられており，これらはアメリカスポーツ医学会によって"女性アスリートの三主徴"と定義されている[2]（図12-2）。このような健康障害は，選手寿命の短縮や将来の妊孕性の低下につながることから，国際的にも重要な問題として取り上げられており，早急な解決が望

202

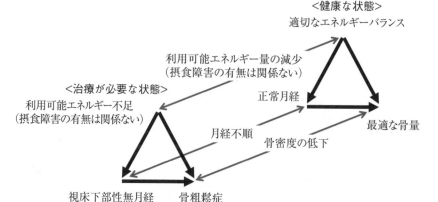

図12-2　女性アスリートの三主徴の相互関係（文献2）より引用改変）

まれている[3]

（1）　利用可能エネルギー不足

　利用可能エネルギー（EA: energy availability）は，摂取したエネルギー量のうち，運動やトレーニングに必要なエネルギー以外の成長，免疫機能，体温調節などの身体機能を維持するために利用できるエネルギー量と定義されている[2]。EAは，総エネルギー摂取量（TEI: total energy intake）から運動によるエネルギー消費量（EEE: exercise energy expenditure）を差し引き，除脂肪体重（FFM: fat-free mass）で除することによって算出される。この場合の「運動によるエネルギー消費量」とは，練習やトレーニング時の"運動"であって，日常的な動作（階段を上る，通勤のための徒歩など）は含めない。したがって，利用可能エネルギー不足は極端な食事制限によってエネルギー摂取量が低い状態というだけではなく，練習によるエネルギー消費量が過剰（オーバートレーニング）であることによって生じるケースもある。

　利用可能エネルギー不足は，エネルギーバランスが負の状態であり，身体にさまざまな悪影響を及ぼすこととなる。十分なエネルギー量を食事から摂取できない状態で激しいトレーニングに取り組むことが女性アスリートの三主徴が引き起こされる主要因であることは明らかであり，

女性アスリートの三主徴の予防および改善のためには，利用できるエネルギー量の確保が最も重要であることが指摘されている[3]。しかしながら，エネルギー摂取量や運動時エネルギー消費量を正確に測定することは，スポーツ現場においては非常に困難であるため，継続的に体重や体脂肪率の変化を観察しながら，食事やトレーニングの内容を検討する必要がある。

（2）　視床下部性無月経

月経は，「約1か月の間隔で起こり，限られた日数で自然に止まる子宮内膜からの周期的出血」と定義され，さまざまなホルモンが相互に作用して起こる（図12-3）。視床下部から性腺刺激ホルモン放出ホルモン

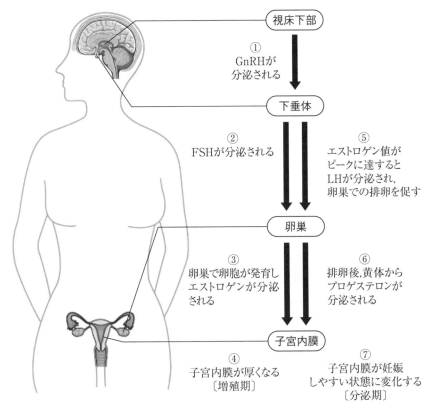

図12-3　月経の起こるメカニズム（文献21）を引用改変）

（GhRH）が分泌されると，それによって下垂体から卵胞刺激ホルモン（FSH）分泌される。FSH に刺激された卵巣では卵胞が発育し，エストロゲンが分泌される。卵胞から分泌されるエストロゲンがピークに達すると，下垂体から排卵を促す黄体形成ホルモン（LH）が分泌され，排卵が起こる。排卵後の卵胞は黄体となり，この黄体からプロゲステロンが分泌される。エストロゲンやプロゲステロンの働きによって，子宮内膜が妊娠しやすい状態となる。妊娠が成立しなければ，黄体が白体に変化し，子宮内膜が膣から排出される。これが月経である。

　しかし，視床下部性無月経の状態では，視床下部での内分泌調節機能が低下し，これらのホルモンの分泌バランスが崩れる。それによって，月経が周期的に規則正しく来ないということになる。視床下部性無月経の主な原因として，オーバートレーニング，急激な体重減少，ストレス，エネルギー不足が挙げられる。女性アスリートはこれらの状況下におかれることが多いため，注意しなければならない。もし，3 か月以上月経がない状態が続いた場合には，婦人科を受診することを勧めた方がよい。

（3）　骨粗鬆症

　骨粗鬆症は，「低骨量と骨組織の微細構造の異常を特徴とし，骨の脆弱性が増大し，骨折の危険性が増加する疾患である」と定義されている[4]。骨は，リモデリングとよばれる代謝を繰り返しており，骨を壊す働きをもつ破骨細胞によって骨を吸収する一方で，骨を作る働きをもつ骨芽細胞によって骨を形成し，この 2 つの細胞の働きのバランスがとれていることが重要である。卵巣から分泌されるエストロゲンは，骨代謝と関連があることが明らかになっている。エストロゲンは，破骨細胞の働きを抑制する作用をもつため，エストロゲン濃度が低い状態が続くと骨吸収が促進され，骨代謝のバランスが崩れる。そのため，低骨密度となり，骨粗鬆症を引き起こすこととなる。女性アスリートの三主徴があるアスリートでは，疲労骨折のリスクが高まることも多く報告されている[5][6]。

2. 月経異常と運動パフォーマンス

　トレーニング効果を獲得するためには，運動刺激に応じた生理反応が起こることが重要であり，適切な強度や頻度でトレーニングを実施することが必要であることは周知のとおりである。しかしながら，正常月経と無月経の女性では，同じ運動を実施した場合の生理反応が異なるという報告がある。

（1）　レジスタンストレーニング

　正常月経と月経異常の女性ではレジスタンス運動時のアナボリックホルモンの反応性が異なることが報告されている[7]。成長ホルモンは，正常月経群では，卵胞期，黄体期ともに安静時に比べてレジスタンス運動直後に有意に増加するが，月経異常群では，安静時に比べて変化しなかった（図12-4）。また，テストステロンは，正常月経群と月経異常群で運動による変化に差はなかったが，総分泌量は月経異常群において有意に低い値を示した。このように月経異常の状態では運動時のホルモンの反応性や分泌量が低くなることがわかっており，トレーニング効果に影響を与える可能性がある。アナボリックホルモンは，タンパク質同化作用をもつホルモンの総称であり，骨形成や筋タンパク質合成と関連していることが知られている[8]。したがって，月経異常の場合にはアナボリックホルモンの運動時反応が低く，骨の成長や筋力トレーニングの効果が抑制される可能性が考えられる。しかしながら，このような1回の運動刺激によるアナボリックホルモン分泌反応の違いが実際に筋肥大にどれくらい影響をもたらすかについてはさらなる研究が必要である。

（2）　スポーツパフォーマンス

　カナダの研究グループは，15〜17歳のナショナルレベルの水泳選手を対象に卵巣機能の低下と利用可能エネルギー不足が水泳のパフォーマンスに及ぼす影響について検討している[9]。性ホルモン濃度，エネルギー状態（エネルギー摂取量・消費量など）およびパフォーマンス（400m

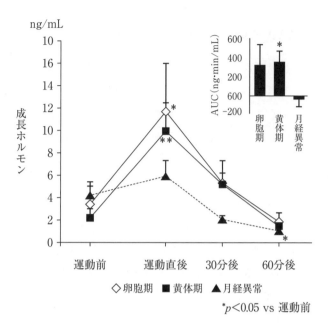

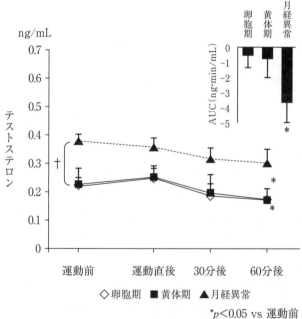

図12-4　レジスタンス運動時の成長ホルモン濃度とテストステロン濃度の経時変化（文献7）より引用改変）

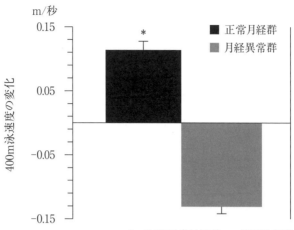

$^*p<0.05$正常月経群 vs 月経異常群

**図12-5　正常月経群と月経異常群の12週間のトレー
ニング後の400m泳速度の変化**

（文献9）より引用改変）

泳速度）を12週間，2週ごとに測定し，正常月経群と月経異常群に群分
けして比較した。その結果，エネルギー不足で月経異常の選手は，正常
月経の選手に比べてパフォーマンスの向上が抑制されていた（図12-5）。

　12週間の強化練習前後の400m泳速度は，正常月経群で8.2%向上した
のに対し，月経異常群では9.8%低下した。両群間のトレーニング量に
差はなかったにもかかわらず400m泳速度の記録向上に差が生じた理由
として，慢性的なエネルギー不足によって低代謝状態になっていること
が関与しているのではないかと著者らは考察している。実際に，代謝調
節に関与するホルモンであるトリヨードサイロニン（T3）とインスリ
ン様成長因子-1（IGF-1：insulin-like growth factor-1）は，正常月
経群に比べて月経異常群で有意に低値を示しており，月経異常群は利用
可能エネルギー不足状態に陥っていた（図12-6）。

　以上のことから，正常な月経周期および代謝調節機能を保ちながらト
レーニングに取り組むことは，効率よくパフォーマンスを向上させるた
めに重要だと言える。

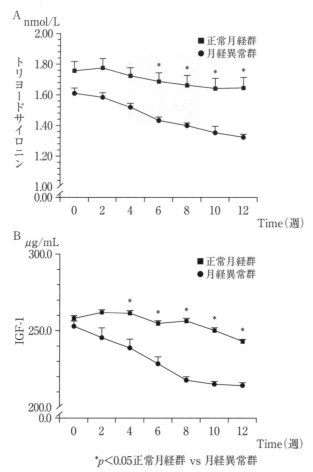

図12-6 正常月経群と月経異常群のトリヨードサイロニン
および IGF-1 の12週間の変化[9]

3. 月経周期がコンディションに与える影響

（1） 月経周期とは

　月経周期は，月経開始日から次の月経の前日までの日数と定義されている。正常な月経周期は25〜38日とされており，この期間に著しく性ホルモン濃度が増減する（図12-7）。月経周期は大きく分けて2つに期分けすることができる。月経開始から排卵までの「卵胞期」と排卵後から

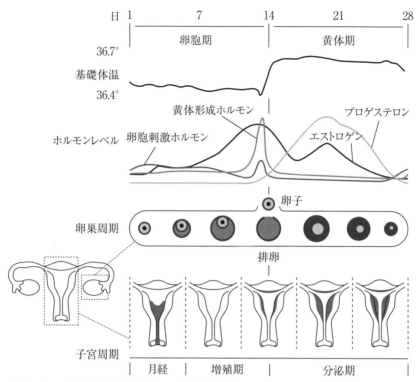

図12-7　月経周期（文献10）より引用）
　月経開始から次の月経が始まる前日までの日数を月経周期という。卵胞期
と黄体期の２つのフェーズに分けることができる。

次の月経開始の前日までの「黄体期」である。卵胞期は，性ホルモンで
あるエストロゲンおよびプロゲステロンが低値を示すが，黄体期は両ホ
ルモンともに高値を示す。エストロゲンやプロゲステロンの受容体は，
骨格筋細胞や心臓，血管，神経細胞などさまざまな組織に存在すること
から，月経周期にともなう性ホルモンの変化は心身のコンディションに
影響を与える。

（2）　主観的コンディション

　成人女性が月経周期を有することは妊娠・出産が可能であり"健康な
状態"であることを示すものである。しかしながら，性ホルモン濃度の

増減に伴い女性の心や体の状態，いわゆるコンディションが変化することが多く報告されている[11)12)13)]。国立スポーツ科学センターが日本人のトップアスリートを対象として実施した調査では，91％が月経周期によるコンディションの変化を感じると回答した[14)]。須永[15)]の調査によると，自覚するコンディションが最も良い時期は，「月経終了直後〜数日後」という回答が最も高い割合（58.9％）を示した。一方，自覚するコンディションが最も悪い時期は，「月経中」（42.8％）が最も高く，次に「月経前」（31.9％）であった（図12- 8）。

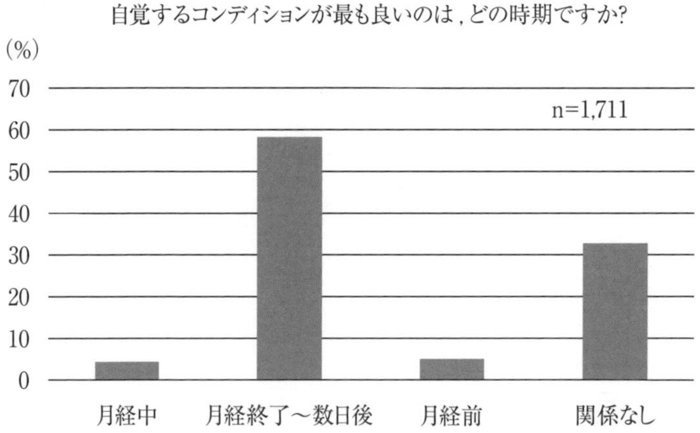

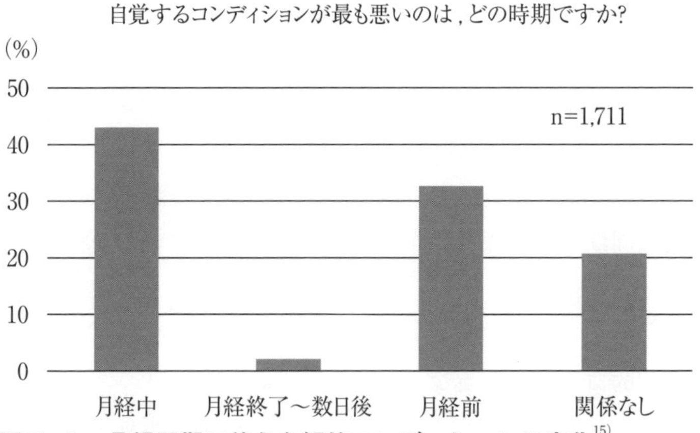

自覚するコンディションが最も良いのは，どの時期ですか?

(%)

n=1,711

月経中　月経終了〜数日後　月経前　関係なし

自覚するコンディションが最も悪いのは，どの時期ですか?

(%)

n=1,711

月経中　月経終了〜数日後　月経前　関係なし

図12- 8　月経周期に伴う主観的コンディションの変化[15)]

　このような月経中や月経前の不快な症状を総じて月経随伴症状という。月経中にコンディション低下を引き起こす要因として，下腹部や腰部の痛みが挙げられ，日常生活にも影響を及ぼすほど痛みが強い場合には，月経困難症が疑われる。月経困難症はその原因によって「器質性月経困難症」と「機能性月経困難症」の２つに大別できる。器質性月経困難症は，子宮内膜症や子宮筋腫などの病気が原因となっているため，早急に治療に取り組んだ方がよい。また，機能性月経困難症は，プロスタグランジンが過剰に分泌されることによって起こる。

　一方，黄体期（月経前）のコンディション低下の要因として，月経前症候群（PMS: premenstrual syndrome）が挙げられる。月経前症候群は，「月経の始まる３〜10日前から起こる精神的，身体的症状で，月経開始とともに減退ないし消失するもの」と定義されている。主な症状としては，頭痛，体重増加，便秘，強い眠気，イライラ，不安，集中力低下，情緒不安定などが挙げられる[16]。月経困難症およびPMSのいずれの症状も日常生活や練習に影響を及ぼすようであれば婦人科を受診し，適切な処置を受ける必要がある。

　このように，女性では月経周期に伴うコンディションの変化が生じる場合があるので，月経周期を考慮しながらトレーニングに取り組むことは非常に重要であるといえる。

（３）　月経周期が体重に与える影響

　体重は，身体的なコンディションの指標としてよく用いられる。体重の変化は，主に骨格筋，脂肪および水分量が変化することによって生じる。エストロゲンとプロゲステロンには，細胞外液量を増加させ，水分貯留を促進させる作用があることが報告されている[17][18]。つまり，エストロゲンとプロゲステロンの濃度が高まる黄体期には，水分貯留が起こり，体重が増加すると考えられる。実際に，女子大学生を対象として月経周期のフェーズごとに体重や体組成の変化を比較した研究では，排卵期（月経後）に比べて黄体期（月経前）に体重が増加するという結果が得られている[19]。さらに，この研究ではプロゲステロンとレニン活性に

有意な相関関係が認められた。つまり，黄体期には，性ホルモン濃度の分泌に伴い体水分量が増加し，体重増加が引き起こされたと考えられる。また，女性アスリートを対象としたアンケート調査では，試合や練習に悪影響を及ぼす身体症状として，45.3% と約半数が「月経前の体重増加」と回答している[20]。

　以上のことから，女性の場合には，月経周期が体重に影響するため，体重を測定する場合には週1回の頻度で測定し，月経周期と併せて観察することが望ましいといえる。

4. まとめ

　健康・スポーツ科学分野においては，主に成人男性を対象に研究が行われ，それらのデータに基づいてコンディショニングやトレーニングに関するエビデンスの構築がなされてきた。しかし，男性と女性には，確実に生物学的な性差が存在し，その運動時反応にも差が生じる可能性は高い。もし，それらの性差が明らかとなれば，性差を考慮した女性のための効率的なコンディショニングやトレーニングプログラムの開発も期待できる。今後は，健康の維持増進や競技力向上を目指して，スポーツに取り組む女性がさらに増加するであろう。そのためにも月経周期や妊娠・出産，閉経など各ライフステージの女性を対象とした運動時の生理学・生化学的データなどを検証しエビデンスを構築する必要性は高いといえる。今後は，さまざまな運動刺激に対する性差に着目した研究が多くなされ，差が生じるか否かについて体系的にまとめていくことが必要である。

🔋 研究課題

1．女性特有の健康障害について説明してみよう。
2．月経周期がコンディションや運動パフォーマンスに与える影響について説明してみよう。
3．性差を考慮したコンディショニングの必要性について考えてみよう。

引用文献

1）天野惠子編．性差医学：性差の背景を探る：遺伝子・ホルモン・環境，医歯薬出版株式会社，pp 5 -13，2008．

2）Nattiv A, Loucks AB, Manore MM, et al. American College of Sports Medicine. American College of Sports Medicine position stand. The female athlete triad. *Med Sci Sports Exerc* 39(10), 1867-82. 2007.

3）De Souza MJ, et al : Expert Panel. 2014 Female Athlete Triad Coalition Consensus Statement on Treatment and Return to Play of the Female Athlete Triad: 1 st International Conference held in San Francisco, California, May 2012 and 2nd International Conference held in Indianapolis, Indiana, May 2013. 48 (4), 289, 2014.

4）骨粗鬆症の予防と治療ガイドライン作成委員会，骨粗鬆症の予防と治療のガイドライン，2015．

5）Tenforde AS, Carlson JL, Chang A, et al. Association of the Female Athlete Triad Risk Assessment Stratification to the Development of Bone Stress Injuries in Collegiate Athletes., *Am J Sports Med* 45(2), 302-310, 2017.

6）Goolsby MA and Boniquit N. Bone Health in Athletes., *Sports Health.*, 9 (2), 108-117, 2017.

7）Nakamura Y, Aizawa K, Imai T, et al. Hormonal responses to resistance exercise during different menstrual cycle states., *Med Sci Sports Exerc* 43(6), 967-73, 2011.

8）Schroeder ET, Villanueva M, West DD, Phillips SM. Are acute post-resistance exercise increases in testosterone, growth hormone, and IGF- 1 necessary to stimulate skeletal muscle anabolism and hypertrophy? *Med Sci Sports Exerc* 45(11) : 2044-51, 2013.

9) Vanheest JL, Rodgers CD, Mahoney CE, De Souza MJ. Ovarian suppression impairs sport performance in junior elite female swimmers., *Med Sci Sports Exerc* 46(1)：156-66, 2014.

10) 中里浩一，岡本孝信，須永美歌子．1 から学ぶスポーツ生理学：Exercise and Sport Physiology a Primer for Beginners.（第 2 版），ナップ，東京，2016.

11) Janse de Jonge, X. A. Effects of the menstrual cycle on exercise performance. *Sports Med* 33(11), 833-51, 2003.

12) Kishali NF, Imamoglu O, Katkat D, et al. Effects of menstrual cycle on sports performance. *Int J Neurosci* 116(12), 1549-63, 2006.

13) Sambanis M, Kofotolis N, Kalogeropoulou E, et al. A study of the effects on the ovarian cycle of athletic training in different sports. *J Sports Med Phys Fitness* 43(3)：398-403, 2003.

14) 能瀬さやか，土肥美智子，難波聡，他．女性トップアスリートの低用量ピル使用率とこれからの課題，日本臨床スポーツ医学会誌 22(1)，122-127，2014.

15) 須永美歌子．月経周期に伴うコンディションの変化．Journal of training science for exercise and sport＝トレーニング科学 28：7 -10，2017.

16) Yonkers KA, O'Brien PM, Eriksson E. Premenstrual syndrome. *Lancet* 371 (9619)：1200-10, 2008.

17) Stachenfeld NS, Taylor HS. Effects of estrogen and progesterone administration on extracellular fluid. *J Appl Physiol* (1985) 96(3)：1011-1018, 2004.

18) Stachenfeld NS, Taylor HS. Progesterone increases plasma volume independent of estradiol. *J Appl Physiol* (1985) 98(6)：1991-1997, 2005.

19) 須永美歌子，亀本佳世子，山田満月．月経周期のフェーズを利用したウェイトコントロールプログラムの開発．デサントスポーツ科学．38：132-140，2017.

20) 日本体育大学，スポーツ庁委託事業女性アスリートの育成・支援プロジェクトホームページ，https://www.nittai.ac.jp/female2/（参照日：2020年 2 月28日）

21) 国立スポーツ科学センター，Health Management for Female Athletes Ver.2, 2017.

13 │ 健康・スポーツの科学的理解(5)
日本人の体力

│ 関根　紀子

　日本の体力テストの歴史は古く，1964年から半世紀以上に渡り実施されている。医療費や介護費の高騰から，体力・運動能力の維持や健康寿命の延伸が叫ばれて久しいが，現代社会では日常生活における身体活動量の低下が予想されるため，意識的な活動量の維持・増加が望ましいと考えられている。本章では，成年・高齢者に着目し，日本人の体力・運動能力の変遷と現状を正しく把握することで，今後の取り組みについて考えるための基礎を学ぶ。

1.　体力とは

　体力（physical fitness）は身体的要素と精神的要素に分類される。体力の身体的要素は，身体運動を実行する体力である行動体力と，外界からのストレスに耐える力である防衛体力の2つの要素からなる（図13-1）。行動体力には，行動を起こす力，行動を持続する力，行動を調節する力が含まれ，筋機能や呼吸・循環機能などが含まれる。運動能力と直接的に関わるのは行動体力であるが，それを支える防衛体力が十分でないと行動体力の向上も望めないとされる。

　体力は，時代背景やライフステージ，環境などによりその捉え方が異なることから，その概念もさまざまである。従来，体力は運動能力と同義と考えられており，体力測定において行動体力に関わる水準が高ければ体力的に優れていると評価されてきた。一方，日常生活の利便化に伴う身体活動の減少により，生活習慣病が問題となってきたことから，健康を支える基盤としての体力である健康関連体力（health-related fitness[2]）も重要視されてきている。この健康関連体力は，①筋力及び持久力，②心肺持久力，③柔軟性，および④身体組成で構成されている。

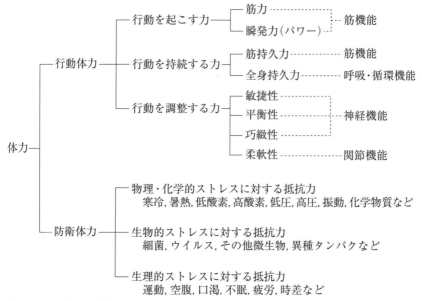

図13-1　体力の分類（文献1）より引用改変）

2. 体力・運動能力調査

（1）　我が国における体力テストの変遷

　現在スポーツ庁により行われている体力・運動能力調査（いわゆる体力テスト）は，統計法に基づく統計調査として位置づけられ，毎年実施されている。その始まりは，国民の心身の健全な発達と明るく豊かな国民生活の形成に寄与することを目的に，1961年に制定されたスポーツ振興法であった[3]。これは戦後の復興と，1964年東京オリンピック招致の決定によるスポーツへの関心の高まりを受けたものである。この流れの中で，運動能力テストと体力診断テストからなるスポーツテストが作成され，1964年から体力・運動能力調査が開始された。開始当初は12〜29歳が調査対象であったが，翌1965年に10・11歳を対象とした小学校スポーツテストが，1967年に30〜59歳を対象とした壮年体力テストが，1983年には6〜9歳を対象とした小学校低・中学年運動能力テストが追加され，その結果は，体育・スポーツ活動の指導や行政上の資料として

活用されてきた。その後，国民の体格の変化やスポーツ医・科学の進歩，さらには高齢化の進展などに伴い，体力要素が重複するテスト項目を整理し，対象年齢を拡大することを目的として全面的な見直しが行われ，1998年より新体力テスト[4]が開始されるに至る[注]。

　これまでの体力テストの変遷の中で，テスト項目の見直しや変更，年齢ごとの測定結果のまとめ方の変更などが加えられているが，いくつかの継続しているテスト項目では1964年から半世紀以上にわたる国民の体力要素の経年変化を見ることができる。また，新体力テストで新たに加わった項目では，1998年以降の変化を見ることができ，世界的にも例を見ない規模の累積データとなっている（図13-2）。

（2）　新体力テスト

　新体力テスト作成の際には，より実施しやすいテストとすることを前提に，現代社会の変化に対応でき，かつこれまでの蓄積データとの互換性を可能な限り維持することが求められた。これらの制約のなか，特殊な器具を必要とせず，年齢層や性にかかわらず同一テスト項目を用いることが可能な新体力テストが誕生した。

　新体力テストでは，対象年齢を6～11歳（小学生），12～19歳（青少年），20～64歳（成年），65～79歳（高齢者）の4群に区分し，それぞれの区分ごとに作成された男女別の項目別得点表を用いて得点化する[4]。さらに，各項目の合計点を体力得点とし，年代別の総合評価基準を用いてA～Eの5段階評価で体力を評価する。握力，上体起こし，長座体前屈は全年齢での共通テスト項目として実施されているほか，6歳から64歳までは運動能力および関連体力を，65歳以上の高齢者では健康関連体力を中心とした測定項目がそれぞれ設定されている。

　新体力テストを構成するテスト項目は，基本的な体力要素であるスピード，全身持久力，筋パワー（瞬発力），巧緻性，筋力，筋持久力，柔軟性，敏捷性に対応しており，さらにこれらは健康関連体力と基礎的運動能力とも関連している（図13-3）。したがって，新体力テストは，一般人の体力テストとしても，アスリートの体力テストとしても活用で

従来のテスト		新体力テスト	
対象年齢	項　目	対象年齢	項　目
6〜9歳	50m 走 立ち幅とび ソフトボール投げ とび越しくぐり＊ 持ち運び走＊		（全年齢共通） 　握力 　上体起こし◎ 　長座体前屈◎
		6〜11歳	反復横とび◎ 20m シャトルラン（往復持久走）◎ 50m 走 立ち幅とび ソフトボール投げ
10〜29歳	50m 走 走り幅とび＊ ハンドボール投げ （10・11歳はソフトボール投げ） （斜）懸垂腕屈伸＊ ジグザグドリブル（10・11歳）＊ 連続さか上がり（10・11歳）＊ 持久走（1500, 1000m）（12歳以上） 反復横とび 垂直とび＊ 背筋力＊ 握力 伏臥上体そらし＊ 立位体前屈＊ 踏み台昇降運動＊	12〜19歳	反復横とび 持久走（1500, 1000m） （20m シャトルラン◎との選択） 50m 走 立ち幅とび◎ ハンドボール投げ
30〜59歳	反復横とび 垂直とび＊ 握力 ジグザグドリブル＊ 急歩（1500, 1000m）	20〜64歳	反復横とび 急歩（1500, 1000m） （20m シャトルラン◎との選択） 立ち幅とび◎
		65〜79歳	ADL ◎ 開眼片足立ち◎ 10m 障害物歩行◎ 6 分間歩行◎

◎は新項目，＊は削除項目

図13-2　テスト項目の比較[5]

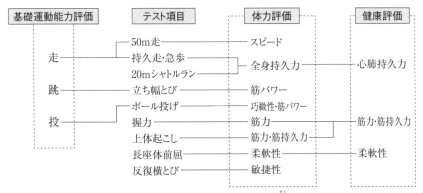

図13-3　新体力テストで測定評価される体力要素[5]

きる可能性をもつテストであると言える。

　例年スポーツの日に，スポーツ庁が国民の体力・運動能力調査結果を発表している。これまで，子どもの体力・運動能力の低下が注目され，親世代が子どもであった頃に比べ多くの項目が低い水準にあることが問題視されてきた。しかしここ数年は，成年の運動・スポーツ実施頻度の低下が問題点として注目されている。高齢者の予備軍とも言える成年の体力・運動能力の低下は，将来の医療や介護費用の高騰を招き社会全体の活力の低下を引き起こす可能性があることから，成年の運動・スポーツ実施頻度を向上させ，体力・運動能力の維持・向上を図ることは今後の課題と言えるだろう。

（3）　スポーツ基本計画

　2011年に制定されたスポーツ基本法[3]におけるスポーツの果たす役割をふまえ，2012年にスポーツ基本計画（第1期）[6]が，2017年に第2期スポーツ基本計画[7]が策定された。第2期スポーツ基本計画は，スポーツに関する施策の総合的かつ計画的な推進を図るための重要な指針として位置付けられるものであり，2017年からおおむね5年間の中長期的なスポーツ政策の基本方針を示している。

　スポーツ基本計画（第1期）では，ライフステージに応じたスポーツ活動の推進を図るため，成人における週1回以上のスポーツ実施者が3

人に2人（65％程度）となること，週3回以上のスポーツ実施者が3人に1人（30％程度）となること，また，スポーツ未実施者（1年間に一度もスポーツをしない者）の数をゼロに近づけることを目標とした。第2期スポーツ基本計画では，スポーツの価値に関し，①スポーツで「人生」が変わる，②スポーツで「社会」を変える，③スポーツで「世界」とつながる，④スポーツで「未来」を創るという4つの観点から，スポーツ参画人口を拡大し，一億総スポーツ社会の実現に取り組むことを基本方針として提示している。

3. 成年（20〜64歳）の体力・運動習慣

（1） 体力・運動能力

　成年の体力・運動能力は50年以上の長期にわたる年次推移の観察が可能であるが，ここでは新体力テスト開始以降の体力の相対的変化を見てみよう。平成30年度体力・運動能力調査報告書[8]によると，握力（筋力）は男女ともに若い世代（25〜39歳）で低下が進んでいることがわかる（図13-4）。急歩（全身持久力）では全体的に変化が横ばいだが，35〜39歳の女子で記録が低くなっている。また，総合評価である新体力テスト合計点でも35〜39歳女子で低下傾向が続いており，この年代の女子における体力の低下がうかがえる。

（2） 運動習慣

　新体力テストでは，運動習慣について「ほとんど毎日（週3日以上）」「ときどき（週に1〜2日）」「ときたま（月に1〜3日）」「しない」に区分して調査している。

　平成30年度調査における成年の運動習慣（図13-5）について見てみよう。週1回以上（ほとんど毎日＋ときどき）運動・スポーツを実施している者の割合は，多くの年代でほぼ横ばいで推移しているが，若い世代（20-30歳代）の女子では緩やかな低下が認められる。性を問わず全ての年代において，スポーツ基本計画（第1期）の施策目標である週1回以上の運動実施者3人に2人（65％程度）を下回っており，中でも若

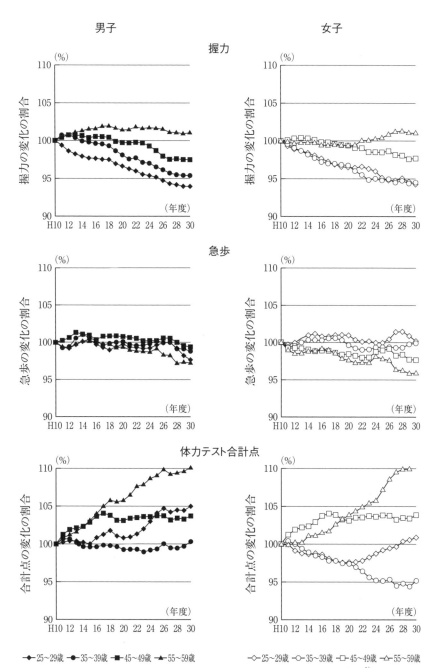

図13- 4　体力・運動能力および体力合計点の相対的変化（成年）[8]

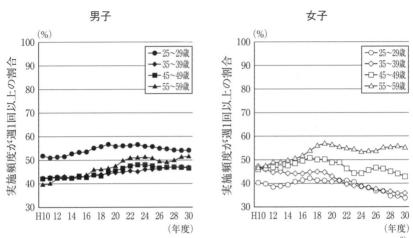

図13-5　運動・スポーツ実施頻度が週1回以上と答えた者の割合（成年）[8]

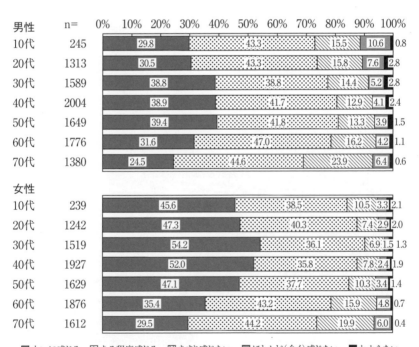

図13-6　運動不足を感じる人の割合（文献9）より引用改変）

い世代の女子で低い値となっている。同様の傾向は2019年に発表された，スポーツの実施状況等に関する世論調査[9]でも報告されている。運動不足を感じる人の割合は成年若年層で多く，特に女性で顕著である（図13-6）。これらのことから，20〜30歳代の成年若年層，特に女子における運動・スポーツの実施頻度を向上させるための取組が今後重要な課題となると考えられる。

（3）　体力・運動能力と運動習慣

　体力・運動能力調査の結果から因果関係を明らかにすることはできないが，体力と運動習慣の間には何らかの関連があることが推察される（図13-7）。日常の身体活動量が低下した現代社会においては，積極的に運動・スポーツを実施し身体活動量を維持しなければならない状態にある。例えば，体力の低下が見られる成年若年層の女子の運動習慣が改善されない場合，この世代が高齢者となる頃には更なる体力の低下が引き起こされることは容易に想像できる。また，家族と運動やスポーツを行う子どもほど体力合計点が高いという結果が示されている[10]ことから，保護者世代であるこれら成年若年層へ運動・スポーツを実施することの重要性を周知していくことは，この世代自身の体力の維持のみならず，

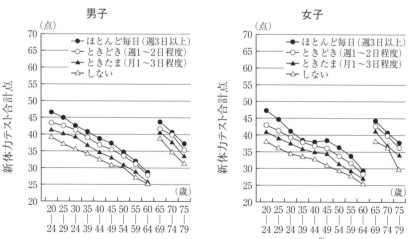

図13-7　運動・スポーツ実施頻度別新体力テストの合計点[8]

子どもの体力・運動能力の維持・向上のためにも重要であろう。仕事や子育てに追われる成年若年層において，いかに運動・スポーツを実施する機会を増やすことができるのかが今後の課題であると言える。

4．高齢者（65〜79歳）の体力・運動習慣

（1） 体力・運動能力

高齢者を対象とした調査は新体力テストから実施されており，1998年以降の体力の経年変化を見ることができる。体力・運動能力の相対的な変化を見てみると（図13-8），握力（筋力），6分間歩行（全身持久力），

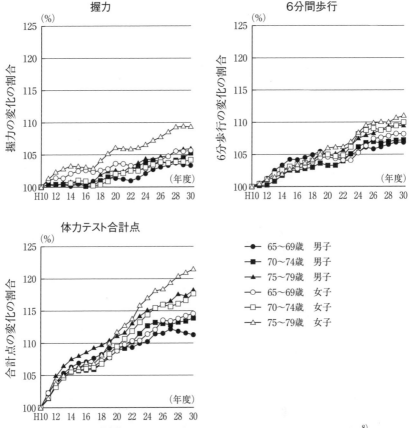

図13-8　体力・運動能力および体力合計点の相対的変化（高齢者）[8]

ADL（日常生活活動テスト）

＊　各問について，該当するものを１つ選び，その番号を□の中に，該当するものが無い場合は×を記入してください。

問1　<u>休まないで</u>，どれくらい歩けますか。
　　1．5〜10分程度　　2．20〜40分程度　　3．1時間以上　　□

問2　<u>休まないで</u>，どれくらい走れますか。
　　1．走れない　　2．3〜5分程度　　3．10分以上　　□

問3　どれくらいの幅の溝だったら，とび越えられますか。
　　1．できない　　2．30cm 程度　　3．50cm 程度　　□

問4　階段をどのようにして昇りますか。
　　1．手すりや壁につかまらないと昇れない
　　2．ゆっくりなら，手すりや壁につかまらずに昇れる
　　3．サッサと楽に，手すりや壁につかまらずに昇れる　　□

問5　<u>正座の姿勢</u>からどのようにして，立ち上がれますか。
　　1．できない
　　2．手を床についてなら立ち上がれる
　　3．手を使わずに立ち上がれる　　□

問6　<u>目を開けて片足で</u>，何秒くらい立っていられますか。
　　1．できない　　2．10〜20秒程度　　3．30秒以上　　□

問7　バスや電車に乗った時，立っていられますか。
　　1．立っていられない
　　2．吊革や手すりにつかまれば立っていられる
　　3．発車や停車の時以外は何もつかまらずに立っていられる　　□

問8　<u>立ったままで</u>，ズボンやスカートがはけますか。
　　1．座らないとできない
　　2．何かにつかまれば立ったままできる
　　3．何もつかまらないで立ったままできる　　□

問9　<u>シャツの前ボタン</u>を，掛けたり外したりできますか。
　　1．両手でゆっくりとならできる
　　2．両手で素早くできる
　　3．片手でもできる　　□

問10　<u>布団の上げ下ろし</u>ができますか。
　　1．できない
　　2．毛布や軽い布団ならできる
　　3．重い布団でも楽にできる　　□

問11　どれくらいの重さの荷物なら，<u>10m</u> 運べますか。
　　1．できない　　2．5kg 程度　　3．10kg 程度　　□

問12　<u>仰向けに寝た姿勢</u>から，手を使わないで，上体だけを起こせますか。
　　1．できない　　2．1〜2回程度　　3．3〜4回以上　　□

　　　　　　　　　　　　　　総合得点　□　　判定　□

図13-9　ADL 質問紙[4]

新体力テスト合計点を含め，ほとんどのテスト項目で向上していることがわかる。

　高齢者を対象とした新体力テスト実施要項[4]には，ADL（activities of daily living，日常生活活動）によるテスト項目実施のスクリーニング（図13-9）を行い，体力テスト実施の可否を検討することが記されており，比較的元気な高齢者が対象となっている点に注意する必要がある。ADL は12の質問で構成され，得点に応じて実施可能なテスト項目が制限される（最大36点）。特別な障害が無い限り全てのテスト項目が実施可能と判定される者（ADL 得点が24点以上）の割合は，男子では全ての年代で90％以上であるのに対し，女子では70歳以上で90％を下回っている（平成30年度調査）。数値は異なるものの，この割合は男女ともに加齢に伴い減少する。

（2）　運動習慣

　運動・スポーツ実施頻度についても，高齢者では新体力テストが施行された1998年以降の年次推移を見ることができる。高齢者の運動・スポーツの実施頻度は向上しており，平成30年度には，性を問わず全ての年代において，週1回以上の運動実施者3人に2人（65％程度）を上

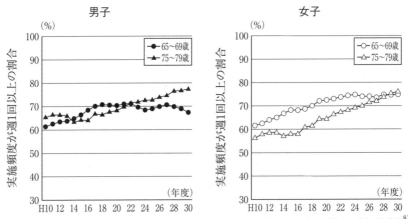

図13-10　運動・スポーツ実施状況が週1回以上と答えた者の割合（高齢者）[8]
（平成30年度体力・運動能力調査報告書より作製）

回っている（図13-10）。また，70歳以上において，男女ともに週3回以上のスポーツ実施者の割合が30％を上回っており，高齢者ではスポーツ基本計画（第1期）の目標はおおむね達成されていると言える。

（3）　体力・運動能力と運動習慣

　成年と同様，高齢者においても，運動・スポーツの実施頻度が高いほど体力テストの合計点が高くなっている（図13-7）。高齢者のみで実施

（A）高齢者(65〜79歳)における歩行とスポーツ・運動習慣

休まないで，どれくらい歩けますか

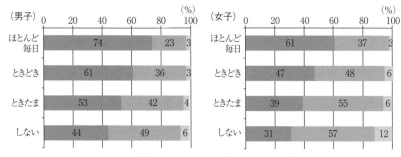

■1時間以上　■20〜30分程度　■5〜10分程度

（B）高齢者(65〜79歳)における日常生活活動(更衣動作)とスポーツ・運動習慣

立ったままで，ズボンやスカートがはけますか

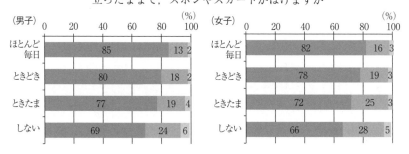

■何にもつかまらないで立ったままできる　■何かにつかまればできる　■座らないとできない

図13-11　ADLと運動・スポーツ実施頻度[11]

（注）1．ほとんど毎日：週3〜4日以上，ときどき：週1〜2日程度，ときたま：
　　　　月1〜3日程度
　　　2．数値は整数で標記しているため必ずしも合計100％にはならない。

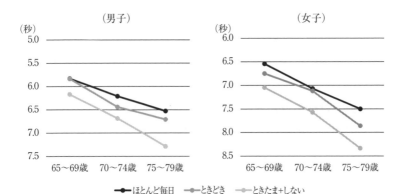

図13-12　10m障害物歩行と運動習慣[11]

（注）　1．10m障害物歩行とは，スタートからゴールの10mの間に2m間隔で置か
　　　　れた6つの障害物（高さ20cm，奥行き10cm，幅1m）をまたぎ越して，ス
　　　　タートからゴールまでの時間を計測する。
　　　2．ほとんど毎日：週3～4日以上，ときどき：週1～2日程度，ときたま：
　　　　月1～3日程度

されているADLの質問項目のうち，日常生活活動の基本となる歩行お
よびバランス能力に関わる項目と運動習慣との関係をみると，運動・ス
ポーツ実施頻度が高いほどADL得点が高い者の割合が高いことがわか
る（図13-11）。また，運動・スポーツ実施頻度が高いほど，10m障害
物歩行の記録が上回ることも見て取れる（図13-12）。

　加齢に伴い身体機能は低下し，下肢の筋量や体力は10年間で10%程度
減少すると言われている[12]。短期的な体力の低下や筋量の減少はもとに
戻すことができる場合もあるが，長期的に見た加齢に伴う体力の低下は，
その程度に個人差はあれど進行する。しかし，運動・スポーツの実施頻
度を高く維持することで，体力の低下の度合いを抑えることができる可
能性がある。健康寿命を延伸し健やかな老後を過ごすためには，積極的
な運動・スポーツの実践が求められる。

5.　まとめ

　高齢者の体力が年々向上する傾向は，今後もしばらく続くことが予想
される。これは，地域のスポーツクラブに所属する高齢者の割合の増加

など，運動・スポーツの実施頻度が向上していることと無関係ではないだろう。その一方で，成年世代の体力や運動・スポーツの実施頻度は低下傾向と言わざるを得ない状況となっている。体力・運動能力は加齢とともに低下するものであるため，現在の成年世代が高齢者世代となったときの体力の低下が懸念される。いきいきとした高齢者を後押しするとともに，仕事や子育てで忙しい成年世代への有効な対策が打ち出されることを期待する。

〉〉注

1998年の時点では「新体力テスト（仮称)」として実施し，翌1999年より「新体力テスト」として実施された。

🔋 研究課題

1．健康関連体力について調べなさい。
2．体力および運動習慣について，あなたの年代の特徴や問題点をまとめなさい。
3．あなたと同年代の体力レベルを調べ，可能なテスト項目があれば比較しなさい。体力・運動能力調査は，文部科学省のサイトで見ることができます。

引用文献

1）池上春夫．運動処方−理論と実際，朝倉書店，東京，1982.
2）日本体力医学会体力科学編集委員会監訳．運動処方の指針（原書第8版)，南江堂，東京，2011.
3）文部科学省．スポーツ基本法
　http://www.mext.go.jp/a_menu/sports/kihonhou/ [2.11, 2020]。

4 ）文部科学省．新体力テスト実施要項

http://www.mext.go.jp/a_menu/sports/stamina/03040901.htm［2.11, 2020］

5 ）文部科学省．新体力テスト　有意義な活用のために，ぎょうせい，東京，2014.

6 ）文部科学省．スポーツ基本計画

http://www.mext.go.jp/a_menu/sports/plan/［2.11, 2020］

7 ）スポーツ庁．スポーツ基本計画

https://www.mext.go.jp/sports/b_menu/sports/mcatetop01/list/1372413.htm
［2.11, 2020］

8 ）スポーツ庁．平成30年度体力・運動能力調査報告書，2019.

9 ）スポーツ庁．平成30年度「スポーツの実施状況等に関する世論調査」，（平成31
年 1 月調査）

https://www.mext.go.jp/sports/b_menu/toukei/chousa04/sports/1415963.htm
［2.11, 2020］

10）文部科学省．平成23年度体力・運動能力調査結果の概要

http://www.mext.go.jp/b_menu/toukei/chousa04/tairyoku/kekka/k_
detail/1326589.htm［2.29, 2016］

11）スポーツ庁．報道発表資料　平成26年度体力・運動能力調査の結果について

http://www.mext.go.jp/sports/b_menu/houdou/27/10/__icsFiles/afieldfi
le/2015/10/13/1362692_01_1.pdf［2.11, 2020］

12）Frontera WR, Hughes VA, Fielding RA, et al. Aging of skeletal muscle: a 12-
yr longitudinal study. *J Appl Physiol* 88: 1321-1326, 2000.

参考文献

① 　日本体力医学会体力科学編集委員会監訳．運動処方の指針（原書第 8 版），南
江堂，東京，2011.

② 　村岡功．新・スポーツ生理学，市村出版，東京，2015.

③ 　勝田茂．入門運動生理学（第 3 版），杏林書院，東京，2014.

14 | 健康・スポーツの科学的理解(6)
身体活動・体力と寿命・生活習慣病の関係

澤田　亨

第3章では健康情報のエビデンスとなる研究とはどのような研究で，また，どのような形で世の中に紹介されているかを理解した。本章では健康情報のエビデンスとなる疫学研究結果がどのような方法で生み出されるかを理解する。また，一般には「運動は身体に良い」と考えられているが，この点についてどのような疫学研究が実施されており，どのようなエビデンスがあるのか，スポーツや身体活動と寿命や生活習慣病の関係を調査した疫学研究の具体例を紹介する。

1. 健康に関するエビデンスを生み出す疫学研究手法

1800年代に誕生した疫学的研究手法は改善を繰り返しながら，より確実に因果関係を明らかにする手法へと変貌を遂げている。現時点における最も信頼のおける疫学的研究手法は「ランダム化比較試験」と呼ばれる手法である。しかしながら常にランダム化比較試験が実施できるとは限らず，ランダム化比較試験の実施が困難な場合は「コホート研究」と呼ばれる手法が用いられている。

（1）　ランダム化比較試験
「スポーツを実施することによってがん死亡の予防が可能かどうか」を確認するためのランダム化比較試験（RCT：randomized controlled trial）を例にして本研究方法の概要を紹介する（図14-1）。例えば1万人を超える研究参加者を募集する。そして，研究を開始する前の調査として健康診断を実施し，すでにがんに罹患している人を研究参加者から除外する。その結果，1万人が研究参加者として残ったと仮定する。次にこの1万人に対してくじ引きを実施して2群に分類する。このランダ

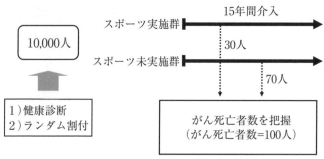

図14-1　ランダム化比較試験のイメージ

ム（無作為）に群分けを行うことを「ランダム割付（randomization）」
という。そして，ランダムに分類された2群の一方にスポーツを定期的
に実施してもらうよう依頼する。もう一方の群にはスポーツを実施しな
いよう依頼する。そして15年間両方の群を追跡し，15年間におけるがん
死亡者数を確認する。そして例えば，全体で100人のがん死亡者が確認
され，スポーツ実施群から30人，スポーツ未実施群から70人のがん死亡
者が確認されたとする。この場合，スポーツ実施の有無で分類した両群
のがん死亡者数の差は明らかであり，本研究の結果から「スポーツ実施
とがん死亡の間には因果関係がある可能性がきわめて高い」と判断する。
　しかしながら，「スポーツや身体活動の実施が健康に有益である」と
いうエビデンスが存在する現在，研究参加者を「スポーツを実践しない
群（不利益な群）」に設定してよいかどうかという倫理的な問題が生じ
る。また，「スポーツを実践する群」に割り付けられた研究参加者が15
年間にわたって継続してスポーツを実施するよう動機付けできるかどう
かという問題があり，現実的には実施が困難（あるいは研究の質を確保
することが困難）な研究である。これらのことからこれまでにスポーツ
や身体活動と健康の関係を調査した質の高いランダム化比較試験の数は
とても少ないのが現状である。

（2）　コホート研究
　前述したようにスポーツや身体活動と健康の因果関係をランダム化比

較試験で確認することが困難であることから，コホート研究（cohort study）と呼ばれる研究手法が数多く用いられている。コホート研究は追跡研究とも呼ばれる研究手法であり，ランダム化比較試験が介入研究（いわゆる実験）であるのに対し，コホート研究は観察研究である。ここでも，「スポーツを実施することによってがん死亡の予防が可能かどうか」を確認するためのコホート研究を例にして本研究方法の概要を紹介する（図14-2）。ランダム化比較試験と同様に1万人が研究参加者であったと仮定し，この1万人に対して質問紙による調査を実施してスポーツを週に1回以上実施している群と1回未満の群に分類する。そして両方の群を15年間追跡し，追跡期間中におけるがん死亡者数を確認する。そして例えば，全体で100人のがん死亡者が確認され，週1回以上スポーツを実施している群から30人，週1回未満の群から70人のがん死亡者が確認されたとする。この場合，ランダム化比較試験の結果と同様にスポーツ実施の有無で分類した両群のがん死亡者数の差は明らかであるが，本研究の結果から得られる因果推論は「スポーツ実施とがん死亡の間には因果関係がある可能性がある」どまりである。前述したランダム化比較試験では千人以上の研究参加者がくじ引きでランダム割付されていることから，両群の喫煙率や飲酒率，年齢などなどありとあらゆる項目がほぼ同じ分布になっている。一方でコホート研究ではランダム割り付けではなく質問紙によってスポーツの実施頻度が確認され，その結果によって両群が分類されている。スポーツを週1回以上実施している

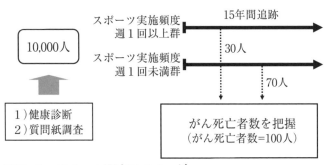

図14-2　コホート研究のイメージ

群はそうでない群と比較して，喫煙率や飲酒率が低い可能性がある。あるいは，年齢はスポーツ実施頻度が高い群の方が若い可能性がある。そして，両群のこれらの差はがん死亡率に影響を及ぼしている可能性がある。このため疫学研究においては多変量解析の手法を用いてこれらの因子（交絡因子）を調整し，がん死亡率に及ぼすスポーツ実施の有無のみの影響を評価する。しかしながら多変量解析によってどの程度交絡因子の影響を取り除けているかについては明確ではなく，調整の必要のないランダム化比較試験と比較するとエビデンスの質が落ちてしまうのである。このためコホート研究の結果は第3章で紹介したように，一定のルールの下で質の高い論文を集めてその内容を報告したシステマティック・レビューや数多くの質の高い論文を統合して再解析するメタ解析の結果を基にスポーツや身体活動と健康の因果関係を判断することが重要である。

2. 身体活動量とがん死亡

これまで，健康情報のエビデンスとなる研究とはどのような研究か，どのような形で世の中に紹介されているか，また，どのような研究方法で生み出されているのかを解説してきた。一般には「運動は体に良い」と考えられているが，「運動は体に良い」という健康情報には質の高いエビデンスが存在するのであろうか？　また，そのエビデンスはどのような疫学研究だろうか。本節ではスポーツや身体活動と寿命の関係を調査した疫学研究の具体例として日本人の死因のトップである「がん死亡」と身体活動量の関係を調査した疫学研究を紹介する。

（1）　1日の歩行距離とがん死亡率の因果関係

The New England Journal of Medicine（2018年 に お け る Impact Factor＝71）に掲載された論文である[1]。1965年にハワイに住む8,006人の日系人男性が対象となってスタートしたコホート研究である。歩行距離とがん死亡率の因果関係を調査した研究では，喫煙習慣のない日系人高齢者707人が対象になっている。対象者を質問紙で把握した1日の歩行距離で3群に分け，その後12年間追跡して追跡期間中のがん死亡者数

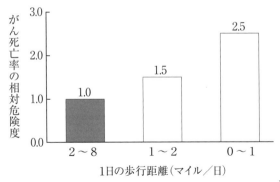

図14-3　1日の歩行距離とがん死亡率の因果関係[1]

（68人）を確認している。各群の年齢，総コレステロール値，HDL コレステロール値，血圧値，糖尿病罹患の有無，飲酒量，一日の総身体活動量，日本食の摂取割合の違いについては多変量解析（比例ハザードモデル）を使用して調整している。そして，1日に歩く距離別に追跡期間中のがん死亡率の相対危険度を比較したところ，1日の歩行距離が短いほどがん死亡率の相対危険度（ハザード比）が高くなるという明確な「量反応関係」があったと報告している（図14-3）。

（2）　身体活動量とがん死亡率の因果関係

The Lancet（2018年 IF＝59）に掲載された論文である。1996年から2008年の間に健康診断を受診し，身体活動量に関する質問紙調査に回答した男女416,175人の台湾人が対象となった大規模コホート研究である[2]。対象者は身体活動量で5群（五分位）に分けられ，その後8年間追跡されている。追跡期間中に1,332人ががんで死亡している（図14-4）。多変量解析（比例ハザードモデル）によって各群間の年齢・性別・BMI（体格指数），収縮期血圧値，教育歴，労働における身体活動量，喫煙量，飲酒量，糖尿病・高血圧の有無，空腹時血糖値，総コレステロール値の違いが調整されている。本研究の結果は身体活動量が多くなるほどがん死亡率の相対危険度（ハザード比）が低くなるという量反応関係を示していた（図14-5）。

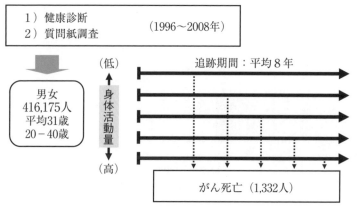

図14- 4　身体活動量とがん死亡率の因果関係を調査するためのコホート研究[2]

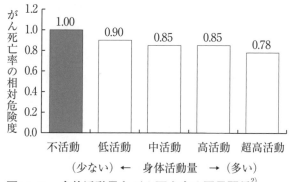

（少ない）←　身体活動量　→（多い）

図14- 5　身体活動量とがん死亡率の因果関係[2]

（3）　最大酸素摂取量とがん死亡率の因果関係

Medicine and Science in Sports and Exercise（2018年 IF = 4 ）に掲載された論文である[3]。日本人男性労働者を対象としたコホート研究である。本研究は健康診断を受診した9,039人が対象になっている。対象者は追跡開始時点に自転車エルゴメータ（固定式自転車）を使用した体力測定によって最大酸素摂取量が測定されている。最大酸素摂取量は有酸素運動の実施状況と高い相関があり，身体活動量の客観的指標と考えられている。例えば，質問紙を用いて調査した身体活動量で対象者を 5 群（五分位）に分類して冠動脈疾患罹患との関係を調査した研究と比較

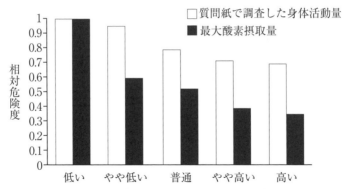

図14-6　質問紙で調査した身体活動量および最大酸素摂取量と冠動脈疾患罹患の相対危険度の比較[4]

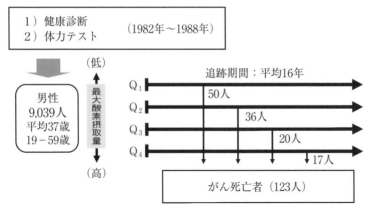

図14-7　最大酸素摂取量とがん死亡率の因果関係を調査するためのコホート研究

して，最大酸素摂取量で5群に分類した研究の方が，より明確な関係を示していることが報告されており，この両者の関係の強さの違いは，誤分類（例えば，有酸素運動の実施頻度が少ない人を有酸素運動の実施頻度が多い群に分類してしまう誤り）の割合の違いが影響していると考えられている（図14-6）。研究参加者は最大酸素摂取量で5群（五分位）に分類され，その後，16年間追跡されている。追跡期間中に123人のがん死亡が確認された（図14-7）。各群間の年齢，BMI，収縮期血圧値，飲酒量，喫煙量の違いが多変量解析（比例ハザードモデル）によっ

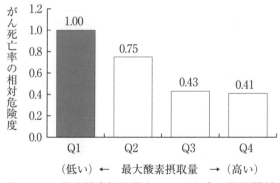

図14-8　最大酸素摂取量とがん死亡率の因果関係

て調整されており，調整された後のがん死亡率の相対危険度（ハザード比）は最大酸素摂取量が高くなるに従って低い値を示している（図14-8）。

（4）　最大酸素摂取量とがん死亡に関するシステマティック・レビュー

　2015年に Annals of Oncology（2018年 IF＝14）に，最大酸素摂取量とがん死亡に関するシステマティック・レビューが掲載されている[5]。著者らはあらかじめ設定したキーワードを用い，米国国立医学図書館が管理する医学情報検索サイトである PubMed を使用して最大酸素摂取量とがん死亡に関する原著論文を検索している。その結果6,507件のヒットがあり，さらにあらかじめ設定した基準によってヒットした論文を絞り込み最終的に6つの論文がメタ解析に使用されている（図14-9）。そしてメタ解析の結果，6つの論文を統合したがん死亡の相対危険度は0.55（95％信頼区間：0.46-0.66）であったと報告している（図14-10）。この結果は，最大酸素摂取量が低い群と比較して最大酸素摂取量が高い群は45％がん死亡の相対危険度が低いことを示しており，最大酸素摂取量を高く維持することによって将来のがん死亡を予防できる可能性があることを示唆している。

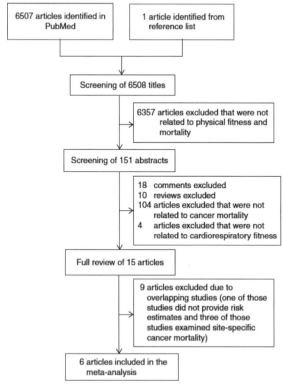

図14-9　システマティック・レビューにおける論文選択の流れ図[5]

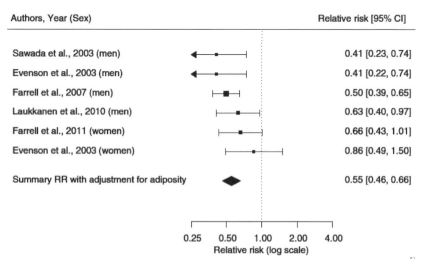

図14-10　最大酸素摂取量とがん死亡率に関するコホート研究のメタ解析結果[5]

（5）　身体活動ががん死亡を予防するメカニズム（生物学的妥当性）

　身体活動ががんを予防するメカニズムについては現時点では不明であるが，さまざまな仮説が報告されている。おそらく，さまざまなメカニズムが複雑に関係しながら，がん細胞の発生や増殖を予防していると考えられる。図14-11に，身体活動が「がん死亡」を予防すると考えられている３つのメカニズムを示した。１つは，身体活動が自分自身の抗酸化能力を高め，その結果，「がん」の原因と考えられている活性酸素が遺伝子に損傷を与えるのを防ぐというものである。これは身体活動にともなって増加する活性酸素に対抗するために，身体活動は抗酸化能力を高めるというネズミ（ラット）を対象に実験した研究成果に基づいている（図14-12）[6]。次に，身体活動が「がん」を増殖させるホルモンの産生を抑制するというものである。インスリン，エストロゲン，テストステロンあるいはIGF（insulin-like growth factor，インスリン様成長因子）などは，がん化する前の「前がん細胞」の増殖因子として働くことが知られている[7]。身体活動はこれらの物質の過剰分泌を抑制し，その結果としてがん増殖を抑制する可能性がある。最後に，身体活動が免疫力を高め，「がん細胞」を攻撃するというものである。適度な身体活動が免疫機能を高める可能性があると考えられており[8]，一方で，「がん細胞」は免疫によりその増加が抑制されていることが知られている[9]。

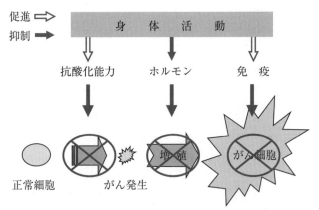

図14-11　身体活動ががん死亡を予防するメカニズム

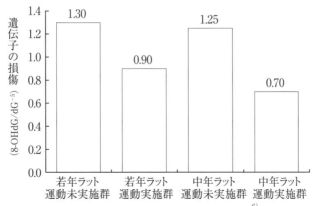

図14-12　運動実施の有無と遺伝子損傷の関係[6]

このため，身体活動が免疫機能の亢進（こうしん）をもたらす結果，がんを予防する可能性がある。メカニズムの研究に基づいたこれらの仮説は，いずれも疫学研究に生物学的妥当性を与えるものであり，疫学研究によって導き出された因果推論をより確実なものにするものである。

3. 身体活動量と2型糖尿病罹患

　前節ではスポーツや身体活動と寿命の関係を調査した疫学研究の具体例として日本人の死因のトップである「がん死亡」と身体活動量の関係を調査した疫学研究を紹介した。本節ではスポーツや身体活動と生活習慣病の関係を調査した疫学研究の具体例として日本において急増している「2型糖尿病」と身体活動量に関する疫学研究を紹介する。2018年国民健康・栄養調査によると「糖尿病が強く疑われる者」の割合は男性18.7%，女性9.3%であり[10]，糖尿病の予防は日本における主要な公衆衛生上の課題となっている。日本人（東アジア人）は他の人種と比較してインスリンを分泌する能力が低いことが知られており[11]，2型糖尿病になりやすい人種であると報告されている。厚生労働省の報告は，もともと2型糖尿病になりやすい遺伝的素因をもった日本人の多くが，食生活の欧米化や身体活動量の低下という生活習慣の変化を背景にして急激に2型糖尿病に罹患しはじめているという危機的な状況を伝えている。一

方で，身体活動がインスリン抵抗性を改善することが，さまざま研究により確認されている[12)13)]。遺伝的に糖尿病になりやすいと考えられる日本人を対象にして糖尿病と身体活動の関係を調査し，その結果を予防に役立てていくことは重要な課題であると考えられる。

（1） 通勤における歩行時間と2型糖尿病罹患の因果関係

　米国糖尿病学会の学会誌である Diabete Care（2018年 IF＝15）に掲載された論文である[14)]。質問紙が用いられ，日本人男子労働者8,576人の通勤時の片道の歩行時間が調査されている。そして研究参加者は歩行時間で3群に分類された後，4年間追跡されている（図14-13）。追跡期間中に878人が糖尿病に罹患している。各群間の年齢，BMI，空腹時血糖値，飲酒量，喫煙量，余暇における身体活動量，糖尿病家族歴の有無について多変量解析（比例ハザードモデル）によって調整した結果は，通勤における歩行時間と糖尿病罹患の相対危険度（ハザード比）に明確な負の量反応関係（通勤における歩行時間が長ければ長いほど糖尿病罹患の相対危険度が低い）があるというものであった（図14-14）。

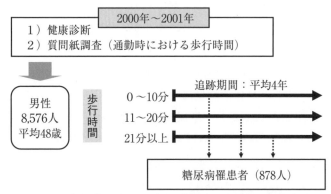

図14-13　通勤時における歩行時間と2型糖尿病罹患率の
　　　　因果関係を調査するためのコホート研究[13)]

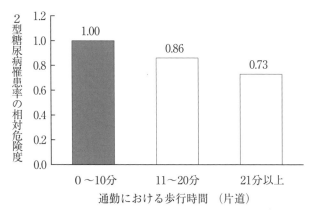

図14-14 通勤時における歩行時間と2型糖尿病罹患率の因果関係[14]

（2） 最大酸素摂取量と2型糖尿病罹患の因果関係

先の論文と同様に，Diabete Care（2018年 IF＝15）に掲載された論文である[15]。日本人男性労働者を対象としたコホート研究である。健康診断と運動負荷テストを受診した男性4,747人が対象である。研究参加者は最大酸素摂取量で4群（四分位）に分類された後，平均14年間追跡されている。追跡期間中に280人が2型糖尿病に罹患している（図14-15）。各群間の年齢，BMI，収縮期血圧値，飲酒量，喫煙量，糖尿病家族歴の有無の違いが多変量解析（比例ハザードモデル）によって調整さ

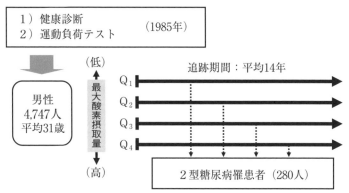

図14-15 最大酸素摂取量と2型糖尿病罹患率の因果関係を調査するためのコホート研究[15]

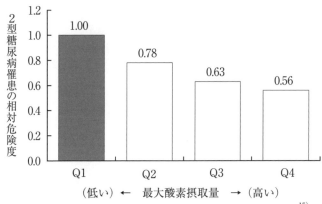

図14-16　最大酸素摂取量と2型糖尿病罹患の因果関係[15]

れた。2型糖尿病罹患率の相対危険度（ハザード比）は，最大酸素摂取量が高くなるに従って低い値を示しており，明確な負の量反応関係があった（図14-16）。

（3）　テレビ視聴時間と2型糖尿病罹患の因果関係

The Journal of the American Medical Association（2018年 IF＝51）に掲載された論文である[16]。本研究では身体活動量ではなく身体不活動量が質問紙によって調査されている。追跡対象者は68,497人の看護師で

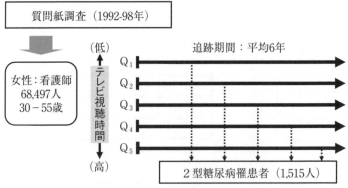

図14-17　テレビ視聴時間と2型糖尿病罹患率の因果関係を調査するためのコホート研究[16]

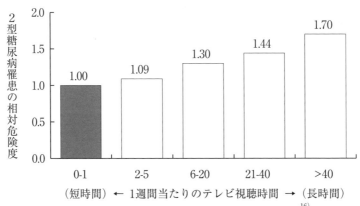

図14-18　テレビ視聴時間と2型糖尿病罹患の因果関係[16]

ある。対象者は1週間当たりのテレビ視聴時間で5群（五分位）に分類された後，平均6年間追跡されて追跡期間中の2型糖尿病罹患の有無が調査された（図14-17）。追跡期間中に1,515人が2型糖尿病に罹患し，各群間の年齢，ホルモン剤使用の有無，飲酒量，喫煙量，糖尿病家族歴の有無，身体活動量，グリセミック負荷値，シリアルの繊維摂取量，トランス脂肪酸摂取量の違いを多変量解析（比例ハザードモデル）によって調整した結果，1週間当たりのテレビ視聴時間と2型糖尿病罹患率の間に明確な正の量反応関係があることを確認している（図14-18）。

（4）　身体活動が2型糖尿病を予防するメカニズム（生物学的妥当性）

　有酸素運動（ウォーキングやジョギング・自転車の利用など）はインスリン抵抗性を改善することが知られている。この改善の主なメカニズムとして，①身体活動が脂肪細胞を減少させることによって脂肪細胞から分泌されているインスリン抵抗性をもたらす物質の分泌量を減らし，その結果としてインスリン抵抗性を改善する[12]。②身体活動が骨格筋に血糖を取り込む物質である「糖輸送担体（GLUT4：グルット・フォー）」を増加させ，インスリン抵抗性を改善するといったことが報告されている[13]。そしてインスリン抵抗性が改善された結果として，2型糖尿病罹患が予防される可能性がある。メカニズムの研究に基づいた

これらの仮説は，いずれも身体活動量と2型糖尿病罹患の因果関係を調査した疫学研究に生物学的妥当性を与えるものである。

4. まとめ

多くのエビデンスが身体活動量とがん死亡率および2型糖尿病罹患率の間に負の量反応関係があることを示していることを紹介した。しかしながら，本章は一種の「叙述的レビュー」であり，「研究の研究」であるシステマティック・レビューとは異なる点に注意が必要である（第3章参照）。第3章の「まとめ」の繰り返しになるが，修士号取得者（健康専門家）の立場で情報を理解する場合は，常にその情報がエビデンスに基づいて発信されたものか，疫学研究結果か，エビデンスの質はどのくらいのレベルか，他にも同様な研究結果が報告されているか，メタ解析の結果が報告されているか，などを判断することが重要である。

🔋 研究課題

1. ランダム化比較試験を実施している原著論文を探してみよう。
2. コホート研究を実施している原著論文を探してみよう。
3. 「量反応関係」とはどのような関係か第3章を確認してみよう。
4. 「四分位（五分位）に分類する方法」とはどのような分類方法か調べてみよう。
5. 本章で紹介している原著論文について興味のあるものを入手して読んでみよう。
6. 身体活動量と2型糖尿病罹患に関するシステマティック・レビューがあるか探してみよう。

参考文献

① 中村好一. 基礎から学ぶ楽しい疫学（第 3 版）, 医学書院, 東京, 2012.
② 佐々木敏. わかりやすい EBN と栄養疫学, 同文書院, 東京, 2005.
③ Hulley B. Stephen, Cummings R. et al.（木原雅子, 木原正博訳）. 医学的研究のデザイン（第 4 版）, メディカルサイエンスインターナショナル, 2014.

引用文献

1) Hakim AA, Petrovitch H, Burchfiel CM, et al. Abbott RD. Effects of walking on mortality among nonsmoking retired men. *N Engl J Med* 338: 94-99, 1998.

2) Wen CP, Wai JP, Tsai MK, et al. Minimum amount of physical activity for reduced mortality and extended life expectancy: a prospective cohort study. *Lancet* 378: 1244-1253, 2011.

3) Sawada SS, Muto T, Tanaka H, et al. Cardiorespiratory fitness and cancer mortality in Japanese men: a prospective study. *Med Sci Sports Exerc* 35: 1546-1550, 2003.

4) Kaminsky LA, Arena R, Beckie TM, et al. American Heart Association Advocacy Coordinating Committee, Council on Clinical Cardiology, and Council on Nutrition, Physical Activity and Metabolism. The importance of cardiorespiratory fitness in the United States: the need for a national registry: a policy statement from the American Heart Association. *Circulation* 127: 652-662, 2013.

5) Schmid D, Leitzmann MF. Cardiorespiratory fitness as predictor of cancer mortality: a systematic review and meta-analysis. *Ann Oncol* 26: 272-278, 2015.

6) Radák Z, Kaneko T, Tahara S, et al. The effect of exercise training on oxidative damage of lipids, proteins, and DNA in rat skeletal muscle: evidence for beneficial outcomes. *Free Radic Biol Med* 27: 69-74, 1999.

7) Friedenreich CM, Orenstein MR. Physical activity and cancer prevention: etiologic evidence and biological mechanisms. *J Nutr* 132: 3456S-3464S, 2002.

8) Pedersen BK, Ullum H. NK cell response to physical activity: possible mechanisms of action. *Med Sci Sports Exerc* 26: 140-146, 1994.

9) Imai K, Matsuyama S, Miyake et al. Natural cytotoxic activity of peripheral-blood lymphocytes and cancer incidence: an 11-year follow-up study of a general population. *Lancet* 356: 1795-1799, 2000.

10) 厚生労働省「平成30年国民健康・栄養調査結果の概要」https://www.mhlw. go.jp/content/10900000/000584138.pdf

11) Kodama K, Tojjar D, Yamada S, et al. Ethnic differences in the relationship between insulin sensitivity and insulin response: a systematic review and meta-analysis. *Diabetes Care* 36: 1789-1796, 2013.

12) Mayer-Davis EJ, D'Agostino R Jr, Karter AJ, et al. Intensity and amount of physical activity in relation to insulin sensitivity: the Insulin Resistance Atherosclerosis Study. *Jama* 279: 669-674, 1998.

13) Ivy JL, Zderic TW, Fogt DL. Prevention and treatment of non-insulin-dependent diabetes mellitus. *Exerc Sport Sci Rev* 27: 1-35, 1999.

14) Sato KK, Hayashi T, Kambe H, et al. Walking to work is an independent predictor of incidence of type 2 diabetes in Japanese men: the Kansai Healthcare Study. *Diabetes Care* 30: 2296-2298, 2007.

15) Sawada SS, Lee IM, Muto T, et al. Cardiorespiratory fitness and the incidence of type 2 diabetes: prospective study of Japanese men. *Diabetes Care* 26: 2918-2922, 2003.

16) Hu FB, Li TY, Colditz GA, et al. Television watching and other sedentary behaviors in relation to risk of obesity and type 2 diabetes mellitus in women. *Jama* 289: 1785-1791, 2003.

15 | 健康・スポーツの科学的理解(7)
身体活動・運動促進のためのポピュレーションアプローチ

澤田　亨

　健康の維持・増進や疾病予防に対する身体活動や運動の有効性は多くの研究において明らかにされており，また一般的に広く認知されている。しかしながら，日本においても，また世界においても，活動的である人の割合は増加しておらず，身体不活動の健康に対する影響が懸念されている。つまり，多くの人において身体活動や運動の有効性を認知しつつも，それを実行することの困難さがうかがえる。本章では，どのようにしたら人々が身体活動・運動を実行することを選択し，維持しうるのかについて，効果的なアプローチ方法について学ぶ。

1. 我が国における身体活動・運動の現状

　身体活動・運動の健康の維持・増進や疾病予防における有効性は，これまで多くの実験的研究や疫学研究により明らかにされてきた。こういった背景から，国の政策においても身体活動・運動量の増大を図るための施策が実施されている。健康日本21（第二次）の中では身体活動・運動の目標値が掲げられ，さらに「健康づくりのための身体活動基準」や「身体活動指針（アクティブガイド）」が発表され，身体活動量の増大や運動習慣形成のための普及活動も図られている。しかしながら，毎年行われている国民健康・栄養調査における歩数を見ると，日本人の身体活動量は減少を続けている。「平成30年国民健康・栄養調査」によると，男性の歩数の平均値は6,794歩，女性の歩数の平均値は5,942歩であり，この10年間で見ると，男女とも明確な増減は見られない（図15-1）。また運動習慣のある者の割合は，男31.8%，女性25.5%であり年齢階級別に見ると，その割合は男女ともに20歳代で最も低い（図15-2）。これら日本における身体活動量や運動の実施率を知ることは，身体活動・運

動量増大のための支援をすべき対象を同定したり，個人がどの程度の身体活動量を目指していけばよいかを知るための情報となり得る。

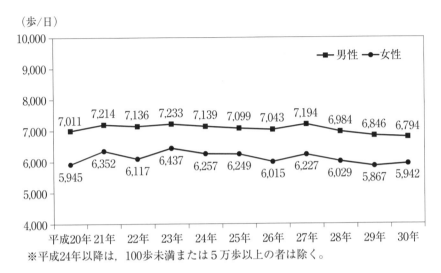

（歩/日）

※平成24年以降は，100歩未満または5万歩以上の者は除く。

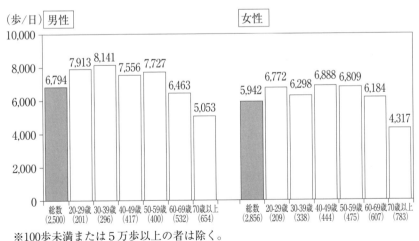

※100歩未満または5万歩以上の者は除く。

図15-1　歩数の平均値の年次推移（20歳以上）（平成21年〜30年）および，
　　　　性・年齢階級別の歩数の平均値（平成30年）[1]

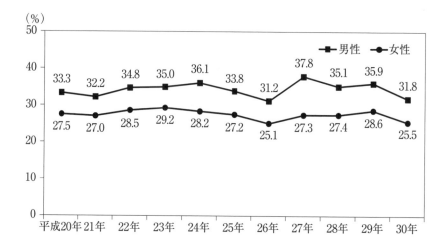

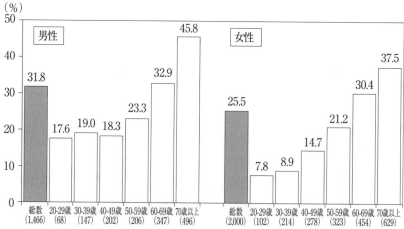

※「運動習慣のある者」とは，１回30分以上の運動を週２回以上実施し，１年以上継続している者。

図15-2　運動習慣のある者の割合の年次推移（20歳以上）（平成21年〜30年）および，性・年齢階級別の運動習慣のある者の割合（平成30年）[1]

2. 個人の身体活動・運動に影響を及ぼす要因

　身体活動・運動に影響する要因として，年齢や性別，セルフエフィカシー（自己効力感），モチベーション，ソーシャルサポート，健康状態，居住環境といった要因が関与していることが多くの研究により報告されている[2)3)]。これらの関連要因は，大きく人口統計学的・生物学的要因，心理的要因（認知的，情動的要因を含む），行動的要因（行動特性，行動的スキル），社会的要因（文化的要因を含む），環境的要因，身体活動特性要因の6つの領域に分けて整理されている（表15-1）。そして，これらの変数の多くは，健康行動の変容過程を説明するために用いられてきた行動科学の理論やモデルの構成概念となっている[4)]。

　心理的要因として最も研究されているものとして，セルフエフィカシーがある。これは，「ある結果を生み出すために必要な行動をどの程度うまく行うことができるかという個人の確信」，すなわち自己の行動の遂行可能性の認知である[4)]。70～89歳の日本人高齢男女137名を対象に，身体活動関連要因と歩数との関連を検討した研究では，運動に対する高いセルフエフィカシーを有している者で，歩数の推奨値を満たしていることが報告されている[8)]。その他，行動的要因として「行動変容することに伴う種々のメリットとデメリットに対する評価のバランス」である意思決定バランスなどがある[4)]。身体活動を選択することのメリットが大きくなることで，身体活動実施の方向へ行動が変容することとなる。また社会的要因としては，家族，友人，同僚，医療の専門家，健康運動指導士などの専門家からのサポートとしてのソーシャルサポートが挙げられる[4)]。このソーシャルサポートは，その機能から，手段的サポートと情緒的サポートという2つの側面に大きく分類することができる。手段的サポートは，問題解決や対処に役立つ情報および知識の提供，金銭的援助や手伝い・補助などの直接的な援助行動のことを指す。一方，情緒的サポートは，自己価値が高まるような共感や愛情表現，信頼，実践行動に対する評価や賞賛，激励などの内容が含まれる[4)]。さらに，近年では，環境的要因への関心が高まっている。商店街へのアクセスや住

表15-1 成人における身体活動・運動の関連要因と各変数に関連した理論・モデル[4)5)6)7)]

変　　数	関連する 理論・モデル	Sallis & Owen (1999)	Trost et al. (2002)
人口統計学的，生物学的要因			
年齢		− −	− −
ブルーカラーの職業		−	−
子どもがいないこと		＋	＋
教育歴		＋ ＋	＋ ＋
性（男性）		＋ ＋	＋ ＋
遺伝的要因		＋ ＋	＋ ＋
心疾患の高リスク		−	−
収入・社会経済状態		＋ ＋	＋ ＋
受傷歴		＋	＋
婚姻状況		0	−
過体重・肥満		00	− −
人種・民族性（非白人）		− −	− −
心理的要因（認知的，情動的要因を含む）			
態度	HBM, TPB	0	00
運動に対する障壁・負担	HBM, TPB, TTM	− −	− −
運動の統制感	TPB	＋	＋
運動の楽しさ		＋ ＋	＋ ＋
恩恵への期待	SCT, TTM	＋ ＋	＋ ＋
ヘルスローカスオブコントロール		0	0
運動への意図	TPB	＋ ＋	＋ ＋
健康および運動の知識	HBM	00	00
時間のなさ		−	− −
気分障害		− −	− −
規範的信念	TPB	00	00
健康あるいは体力の自己知覚		＋ ＋	＋ ＋
パーソナリティ変数		＋	＋
身体像（ボディイメージ）の歪み		−	−
心理的健康		＋	＋
セルフエフィカシー（効力予期）	SCT, TPB, TTM	＋ ＋	＋ ＋
自己動機付け		＋ ＋	＋ ＋
運動に対する自己スキーマ		＋ ＋	＋ ＋
変容ステージ	TTM	＋ ＋	＋ ＋
ストレス		0	0
易罹患性・疾病重篤度	HBM	00	00
運動成果に対する価値	TPB	0	0
行動的要因（行動特性，行動的スキル）			
幼少期・青年期の活動歴		00	0
成人期の活動歴	SCT	＋ ＋	＋ ＋
飲酒		0	0
現在の運動プログラム		0	0
ダイエット習慣（質）		＋ ＋	＋ ＋
過去の運動プログラム		＋	＋ ＋
変容プロセス	TTM	＋ ＋	＋ ＋
学校スポーツ		00	0
障壁への対処スキル	SCT, TTM	＋	＋
喫煙		00	−
スポーツメディアの利用		0	0

変　　　数	関連する 理論・モデル	Sallis & Owen (1999)	Trost et al. (2002)
Ａ型行動パターン		＋	＋
意思決定バランスシート	TTM	＋	＋
社会的要因（文化的要因を含む）			
教室サイズ			
運動モデル	SCT	0	0
集団凝集性			
過去の家族からの影響	SCT	0	0
医師の影	SCT	＋＋	＋＋
社会的孤立		－	－
友人・仲間からのソーシャル・サポート	SCT	＋＋	＋＋
配偶者・家族からのソーシャル・サポート	SCT	＋＋	＋＋
スタッフ・インストラクターからのソー シャル・サポート	SCT		
環境的要因			
施設へのアクセス：実際	Eco	＋	＋
施設へのアクセス：自覚	Eco	00	＋
十分な街灯	Eco		0
天気・季節	Eco	－－	－－
プログラムの費用	SCT, Eco	0	0
日常のルーチンを邪魔するもの			
景観	Eco		＋
他者が運動しているのを頻繁に見ること	Eco		＋
交通量の多さ	Eco		0
自宅にある機器	Eco	0	＋
地域の犯罪発生率の高さ	Eco		0
起伏のある地形	Eco		＋
近隣の安全性	Eco		＋
歩道の存在	Eco		0
施設への満足度	Eco		＋
世話をされていない犬	Eco		0
居住地域	Eco		－
身体活動特性要因			
強度		－	－
主観的努力度		－－	－－

＋＋，身体活動とポジティブな関連についての強い証拠あり；＋，身体活動とポジティブな関連についての弱い証拠あり；00，身体活動と関連がないことについての強い証拠あり；0，身体活動と関連がないことについての弱い証拠あり；－－，身体活動とネガティブな関連についての強い証拠あり；－，身体活動とネガティブな関連についての弱い証拠あり；空欄，入手可能なデータなし
HBM：Health Belief Model，TPB：Theory of Planned Behavior，TIM：Transtheoretical Model，SCT：Social Cognitive Theory，Eco：Ecological Model.

居密度，歩道の整備といった環境的要因が身体活動・運動の実施にとって重要な関連要因であることが明らかになっている[4]。

3. 個人に対する身体活動・運動促進のための心理学的アプローチ

　個人に対していかに身体活動の増大や運動の実施を促進するかについて，多くの心理学的研究がなされてきた。これまで提唱されている理論やモデルとして，行動変容理論（TTM: transtheoretical model，トランスセオレティカル・モデル），社会的認知理論，行動理論，エコロジカルモデル，ソーシャルマーケティング理論などである[9]。この中でも，行動変容理論は，身体活動・運動の分野において近年着目されており，身体活動指針（アクティブガイド）の中でも，この理論が応用されている。

　行動変容理論は，Prochaska と DiClemente が禁煙する方法を研究する中で提唱した理論である[10]。彼らの理論で特徴的な概念は，変容ステージである。人の行動変容の準備性には5つのステージがあるとし，このステージは，個人内において変動しうるものであり，各ステージに合った介入をすることが必要だとされている。身体活動・運動における各ステージは，以下のように定義されている[11]。

①　熟考期（無関心期）…不活動であり，もっと活動的なステージになろうと考えていない。現在，身体活動を行っておらず，今後6か月間に始めるつもりもない人が含まれる。

②　熟考期（関心期）…不活動であるが，もっと活動的なステージになろうと思っている。現在，身体活動に参加していないが，今後6か月間に始めるつもりでいる。

③　準備期…何らかの身体活動に参加してはいるが，身体活動のガイドラインのレベルに達していない。もっと活動的になるつもりがあるかもしれないし，ないかもしれない。

④　実行期…身体活動のガイドラインで示されただけの身体活動には参加しているが，まだ始めてから6か月経過しておらず，このレベ

ルの身体活動をこれからも続けていくかもしれないし，そうでない
かもしれない。

⑤　維持期…身体活動のガイドラインで示されたレベルの身体活動に
6か月以上参加している。

また，行動変容理論では，変容プロセス（表15-2）についても述べ
られており，各ステージにあわせた変容プロセスを選択し，介入するこ

表15-2　行動変容プロセス[9]

プロセス （認知的，情動的方略）	定義および介入例
意識の高揚 「ははーん」	その人が，新しい情報を探したり，問題行動に関する理解やフィードバックを得るための努力 介入例：簡単な知識を与えたり，健康雑誌を読むことを勧める
ドラマティック・リリーフ **ドキリ！**	変化を起こすことに関する情動的様相，しばしば問題行動に関係する激しい感情的経験を伴う 介入例：運動不足でいたために重篤な疾患にかかった人について考えさせる
自己再評価 「イメージ？」	問題行動に関してその人が見積もる感情的および認知的な価値の再評価 介入例：運動不足のままでいくとどうなるのか，また運動を行うことで自分の生活がどのように変わるかをイメージさせる
環境的再評価 **迷惑**	問題行動がどのように物理的・社会的環境に影響を与えているかをその人が考えたり，評価すること 介入例：その人が運動不足になることによって生じる家族や友人への影響を考えさせる
社会的解放 「どこ，なに？」	代替行動をとったり，問題行動のないライフスタイルの促進が社会でどのように進んでいるかをその人が気づいたり，利用の可能性を探ったり，受容すること 介入例：ウォーキングサークルや散歩道などを紹介する
（行動的方略）	
反対条件づけ 「代わりに」	問題行動への代替行動を行うこと 介入例：近い距離ならば，車ではなく歩いていくように勧める
援助関係 「助けて」	問題行動を変化させる試みの最中に，気遣ってくれる他者の援助を信頼し，受諾し，使用すること 介入例：ママさんバレーを行っている間，子どもを誰かに預かってもらう
強化マネジメント 「褒美は？」	問題行動を制御したり，維持する際に随伴する内容を変化させること 介入例：ウォーキング習慣が1ヶ月続いたら，自分に報酬を与えたり，ウォーキング活動を妨げているバリア（罰）を取り除く
自己解放 **言質**	問題行動を変化させるために行うその人の選択や言質のことで，誰もが変化できるという信念を含む 介入例：家族や同僚にウォーキングすることを宣言する
刺激コントロール 「きっかけ，合図」	問題行動のきっかけとなる状況や他の原因を制御すること 介入例：玄関のいちばん目立つ所にウォーキングシューズを置いておく

とが重要である。その他，前節で述べたセルフエフィカシーや意思決定バランス等を組み合わせることで，より効果的な身体活動・運動の増進を図ることができる。

4. ポピュレーションレベルにおける身体活動・運動促進のためのアプローチ

身体活動を増大させ運動参加を促進するために，個々の対象に対してアプローチをすると同時に，集団（ポピュレーション）に対してアプローチを行うことも重要である。ポピュレーションアプローチを実施する際，エコロジカルモデルを基礎とした介入を行うことが提唱されている（図15-3）。エコロジカルモデルとは，人の行動は，個人要因に加えて，社会的環境要因，物理的環境要因，政策等が相互的に作用しあっているとするモデルである。

個人要因の段階を考慮した介入の場合，ソーシャル・マーケティングの考えが有効であると思われる。ソーシャル・マーケティングの定義はさまざまであるが，健康保健分野のソーシャル・マーケティングとは，「対象者の行動が健康によい方向に自発的に変わるように，商業分野のマーケティング技術を応用して，健康教育プログラムを計画，実施，評価すること」と言える[13]。マーケティングのプロセスとしては，①状況の分析，②対象者の細分化，③目的と目標の設定，④マーケティング・ミックスに関する戦略，⑤メッセージとマテリアルの作成，⑥事前テスト，⑦介入の実施と評価である。これらを行うことで，その初期の段階で行われる対象者の細分化とターゲティングにより，「対象が明確になる」という点が大きい。細分化されたグループごとに適した方法で行動変容を促し，複数のアプローチの結果として全体での変化を達成する，あるいは波及効果の高い集団を特定し，そこに働きかけることで全体への行動変容の広がりを狙うといった方法が考えられる[13]。

また，前述したように，物理的環境要因（住宅密度，混合土地利用，道路ネットワーク，歩道，自転車道，景観，運動場所へのアクセス，交通安全，治安など）も身体活動に影響を及ぼしている。こういった地域

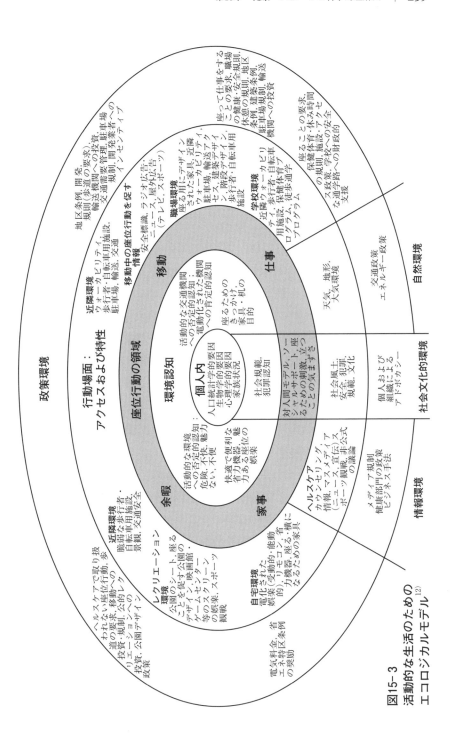

図15- 3
活動的な生活のための
エコロジカルモデル[12]

環境に配慮した身体活動推進対策や，身体活動に配慮した地域環境の整備が求められている[14]。また，社会的環境要因についても，ソーシャルキャピタル（社会関係資本）の豊かな地域ほど，住民の主観的健康感が高く，死亡率が低いことが報告されており，これらの育成や醸成を強化していくことが重要である。さらに，マスメディアキャンペーン（マスメディアを活用した啓発活動），あるいはマスメディアキャンペーンを含むコミュニティーワイドキャンペーン（多機関の協働によって行われ，広範囲にわたるさまざまな構成要素を含む介入アプローチ）などが，社会的環境要因の改善の手法として考えられている[14]。

　さらに，国レベルにおいては，健康日本21（第二次）の政策において，「健康寿命をのばしましょう」をスローガンに，国民全体が人生の最後まで元気に健康で楽しく毎日が送れることを目標とした厚生労働省の国民運動（スマートライフプロジェクト）が実施されており，運動，食生活，禁煙の3分野を中心に，具体的なアクションの呼びかけが行われている（http://www.smartlife.go.jp/）。また，前章において述べたように，身体活動指針（アクティブガイド）が身体活動・運動の増進の啓発のためのツールとして発表されている（図15-4）。

　このような多階層的なアプローチを通して集団の身体活動・運動促進を推進していくことが重要である。しかしながら，ポピュレーションを対象に身体活動の増進を目的とした研究は極めて少なく，ポピュレーションアプローチによる地域全体の身体活動に対する促進効果については，一致した結果が得られていない[15]。こういった理論を用い実際の現場で進めていくと同時に，より効果的なアプローチ方法を研究していくことが必要である。また，上述したアプローチを行った際には，その評価も必要である。プリシーディング・プロシーディングモデルやRE-AIMモデル[16]が介入の評価方法として提唱されており，介入の評価も併せて行い，軌道修正を行うことも重要である。

5. おわりに

　身体活動や運動の重要性が認識されているものの，それらを行動に移

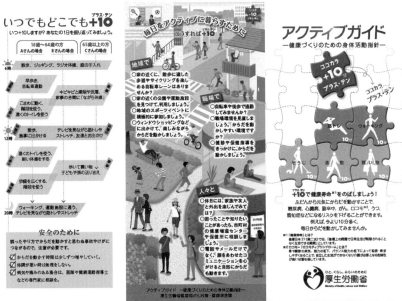

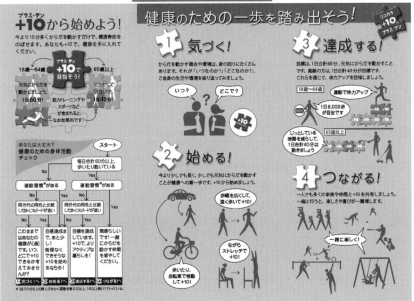

図15- 4　アクティブガイド[17)]

すことは非常に困難である。国民健康・栄養調査の結果からも，日本人の身体活動量が低下していることは明白である。こういった状況を打破するためも，さまざまな理論やモデルを適応させ，個人や集団に適したアプローチ方法を選択し，介入を行っていくことが重要である。また，これらアプローチは，医療従事者や身体活動・運動の専門家のみならず，教育現場や職域，都市計画，都市交通，政策立案といった多岐にわたる分野の関係者と連携をとり，協働して推進していくことが求められている。

研究課題

1. 自分や身の回りの人が，行動変容理論のどのステージにあるかを考え，それぞれに合った介入方法を考えてみよう。
2. 自分の住んでいる地域において身体活動を促進する要因，阻害する要因を考えてみよう。
3. 自分の属している組織において，運動参加を促進するためのアプローチ方法を考えてみよう。

参考図書

① 熊谷秋三責任編集．健康と運動の疫学入門—エビデンスに基づくヘルスプロモーションの展開．医学出版．東京，2008．
② ベス H. マーカス，リーアン H. フォーサイス（下光輝一，中村好男，岡浩一朗監訳）．行動科学を活かした身体活動・運動支援—活動的なライフスタイルへの動機付け．大修館書店．東京，2006．
③ スチュワード J. H. ビトル，ナネット・ムツリ（竹中晃二，橋本公雄監訳）．身体活動の健康心理学—決定因・安寧・介入．大修館書店．東京，2005．
④ 福田吉治，八幡裕一郎，今井博久．一目でわかるヘルスプロモーション　理論と実践ガイドブック．国立保健医療科学院．埼玉，2008．

引用文献

1 ）厚生労働省. 平成30年国民健康・栄養調査結果の概要.
（https://www.mhlw.go.jp/content/10900000/000584138.pdf）

2 ）Bauman AE, Reis RS, Sallis JF, et al. Correlates of physical activity: why are some people physically active and others not? *Lancet* 380: 258-271, 2012.

3 ）Trost SG, Owen N, Bauman AE, et al. Correlates of adults' participation in physical activity: review and update. *Med Sci Sports Exerc* 34: 1996-2001, 2002.

4 ）岡浩一朗. 身体活動・運動と行動疫学. 健康と運動の疫学入門, 熊谷秋三責任編者, 医学出版, 東京, 193-204, 2008.

5 ）Sallis JF, Owen N. Physical activity and behavioral medicine. *Thousand Oaks*, CA: Sage publications, 1999.

6 ）Bauman AE, Sallis JF, Dzewaltowski DA, et al. Toward a better understanding of the influences on physical activity: the role of determinants, correlates, causal variables, mediators, moderators, and confounders. *Am J Prev Med* 23(2 Suppl): 5-14, 2002.

7 ）Trost SG, Owen N, Bauman AE, et al. Correlates of adults' participation in physical activity: review and update. *Med Sci Sports Exerc* 34(12): 1996-2001, 2002.

8 ）Oka K, Shibata A. Determinants of meeting the public health recommendations for physical activity among community-dwelling elderly Japanese. *Curr Aging Sci* 5: 58-65, 2012.

9 ）竹中晃二：行動科学理論. 健康と運動の疫学入門, 熊谷秋三責任編集, 医学出版, 東京, 95-105, 2008.

10）Prochaska JO, DiClemente CC. Stages and processes of self-change of smoking: toward an integrative model of change. *J Consult Clin Psychol* 51: 390-395, 1983.

11）Marcus B, Forsyth L,（下光輝一, 中村好男, 岡浩一朗訳）. 行動変容ステージモデル. 行動科学を活かした身体活動・運動支援—活動的なライフスタイルへの動機づけ—, 大修館書店, 東京, 10-23, 2006.

12）Sallis JF, Cervero RB, Ascher W, et al. An ecological approach to creating active living communities. *Annu Rev Public Health* 27: 297-322, 2006.

13）鎌田真光：身体活動を促進するポピュレーション戦略のエビデンスをいかに作るか？—ポピュレーション介入研究に関わる理論と枠組み—. 運動疫学研究, 15: 61-70, 2013.

14）井上茂：社会・環境と身体活動の関連と環境改善による身体活動の可能性．臨床スポーツ医学，31: 60-66，2014.

15）荒尾孝：身体活動促進関する集団戦略的研究．日本健康教育学会誌，21: 154-164，2013.

16）Glasgow RE, Vogt TM, Boles SM. Evaluating the public health impact of health promotion interventions: the RE-AIM framework. *Am J Public Health* 89: 1322-1327，1999.

17）厚生労働省．身体活動（アクティブガイド）
https://www.mhlw.go.jp/stf/houdou/2r9852000002xple-att/2r9852000002xpr1.pdf

索引

●配列は数字，欧文，五十音の順。

●**数 字**
1 回換気量　121
1 回拍出量　113
1 秒率　121
1 秒量　121
3 R　37

●**欧 文**
ACE　189
ADL　226
ADP　80
ATP　80, 191
ATP-PCr 系　81
DNA　62
EBM　43, 44
ECG　112
EPOC　176
HCO3　125
I/D　189
in vitro　36
mRNA　65
mtDNA　192
mTOR　144
NEAT　20
OBLA　173
R577X　187
RCT　34
RNA　62
α 運動ニューロン　104
α1受容体　168
α - アクチニン　186
α - アクチニン 3　186
β1受容体　113

●**あ 行**
アイソメトリック運動　164

アクティブガイド　250
アセチルコリン　113
アデノシン三リン酸　80
アデノシン二リン酸　80
アドレナリン　113
アポトーシス　151
アロステリック効果　124
アンジオテンシン変換酵素　189
遺伝　182
遺伝率　183
因果関係　44, 48, 231
咽頭　117
運動単位　105
運動トレーニング　177
運動負荷心電図　112
液性因子　165
エコロジカルモデル　256
エビデンス　43, 44, 51, 231
エビデンスピラミッド　33
延髄　117, 119
横隔膜　118
横紋筋　92
オートファジー－リソソーム系　150
オーバートレーニング　139

●**か 行**
外呼吸　121
解糖系　82
外肋間筋　118
核　61
核遺伝子多型　186
拡張期血圧　116
カルパイン系　150
カルボーネンの式　164
加齢性筋肉減弱　148
換気性作業閾値（VT）　173

緩衝系　69
疑核　170
気管　117
気管支　117
危険因子　196
基礎代謝量　85
気道　117
機能的残気量　121
吸息　117
胸郭　117
胸郭運動　119
胸郭系　116
胸腔　118
筋血流量　171
筋サテライト細胞　146
筋線維　93
筋の収縮様式　98
筋ポンプ　116
グルコース　77
クロスオーバー試験　34
頸動脈小体　119, 176
無酸素性作業閾値（AT）　173
血圧　115
月経周期　208
決定因子　195
血流再分配　168, 172
研究の質　29
健康関連体力　214
健康寿命　10
健康づくりのための身体活動基準　250
健康日本21（第二次）　250, 260
健康の定義　9
交感神経幹　165
交感神経系　112
高血圧　22
喉頭　117
行動体力　215
行動変容理論　256

高齢者の体力　224
呼吸運動　117
呼吸系　107
呼吸交換比　88
呼吸商　88
呼吸中枢　117, 119
呼吸調節系　116
呼吸ポンプ　116
呼息　117
骨格筋　92
骨格筋受容器　171
骨粗鬆症　204
コドン　64
コホート研究　232

●さ　行

最高血圧　116
サイズの原理　105
最大運動強度　177
最大酸素摂取量（$\dot{V}O_2max$）　174, 175
最低血圧　116
細胞質　61
細胞小器官　61
サルコペニア　148
サルコペニアの危険因子　153
酸塩基平衡　69
酸化系酵素　178
酸化的リン酸化　191
残気量　121
三尖弁　108
酸素借　176
酸素摂取水準（%$\dot{V}O_2max$）　175
酸素摂取量　174
酸素負債　175
酸素分圧　123
三大栄養素　76
自己複製機構　146
視床下部性無月経　203

システマティック・レビュー　57, 234
収縮期血圧　116
重炭酸イオン　125
重炭酸緩衝系　69
受動輸送　67
循環系　107
静脈　109
静脈弁　114
女性アスリートの三主徴　200
自律神経　112
心筋　92
神経細胞　101
神経伝達物質　113
心臓　108
心臓交感神経　165
心臓副交感神経　165
新体力テスト　217
心電図　112
浸透圧　67
心拍出量　113
心拍数　113
随意筋　92
スポーツ基本計画　219
スポーツ振興法　216
生活習慣病　17
成年の体力　220
脊髄　165
脊髄神経　166
節後線維　166
節前線維　165
全身持久性能力　173
漸増負荷運動　162
セントラルコマンド説　171
全肺気量　121
僧帽弁　108
総末梢血管抵抗　116
速度－力関係　99
側角　165

速筋線維　96, 186

●た　行
体液　66
体循環系　114
大動脈　108
大動脈弁　108
大脳皮質の機能局在　103
体力・運動能力調査　216
多因子遺伝形質　183
炭酸脱水酵素　125
弾性板　114
遅筋線維　96
中枢化学受容領域　119
中枢神経　101
デオキシリボ核酸　62
テストステロン　135
等尺性収縮　164
動静脈酸素較差　174
糖尿病　20
動物実験　36
洞房結節　110
動脈　109
動脈圧受容器　168
トリグリセリド　78

●な　行
内呼吸　122
内皮細胞　114
長さ－張力関係　99
二酸化炭素分圧　123
乳酸閾値（LT）　173
乳頭筋　108
ネガティブ（負の）フィードバック　129
熱産生　72
熱放散　72
脳神経　166
能動輸送　67

ノルアドレナリン　113

●は　行

肺　116
バイアス　29
肺活量　121
肺・気道系　116
肺循環系　114
肺動脈　108
肺動脈弁　108
灰白質　165
肺胞　118
廃用性筋萎縮　148
非運動性活動熱産生　20
鼻腔　117
ヒス束　110
必須アミノ酸　80
肥満　18
疲労物質　164
フィックの原理　174
副交感神経系　112
不随意筋　92
フランク・スターリングの心臓の法則　113
プルキンエ線維網　110
分時換気量　121
吻側延髄腹外側野　170
平滑筋　92
平滑筋細胞　114
平均血圧　116
ヘテロトロピック効果　124
ヘモグロビン　123
ヘモグロビンの酸素解離曲線　124
ベルモント・レポート　37

辺縁系　171
防衛体力　215
房室結節　110
房室刺激伝導系　111
ボーア効果　125
ホメオスタシス　68
ホモトロピック効果　124
ホルモン　113, 128

●ま　行

末梢化学受容器　119, 176
末梢神経　101
ミオグロビン　178
ミトコンドリア　65, 178, 191
ミトコンドリアハプログループ　193
脈圧　116
ムスカリン受容体　113
迷走神経　166
メタボリックシンドローム　22
毛細血管　109

●や　行

有酸素系　83
有酸素性作業能力　173
ユビキチン－プロテアソーム系　150
予備吸気量　121
予備呼気量　121

●ら　行

ランダム化比較試験　34, 231
リボ核酸　62
利用可能エネルギー不足　202
倫理指針　37
ロコモティブシンドローム　23

図版協力およびクレジット （下記以外の出典は各章引用文献参照）

図 1 - 7　From Eric Ravussin, A NEAT Way to Control Weight?, Science, 28 Jan 2005: Vol. 307, Issue 5709, pp. 530-531, DOI: 10.1126/science.1108597. Reprinted with permission from AAAS.

図 5 - 4　Republished with permission of McGraw Hill LLC., from Sports Physiology, Richard W. Bowers, Edward L. Fox; permission conveyed through Copyright Clearance Center, Inc.

図 6 -11　画像提供：ユニフォトプレス

図 9 - 6　Lee, Wing-Sze; Cheung, Wing-Hoi; Qin, Ling; Tang, Ning; Leung, Kwok-Sui, Age-associated Decrease of Type IIA/B Human Skeletal Muscle Fibers, Clinical Orthopaedics and Related Research: September 2006, Volume 450, p 231-237 doi: 10.1097/01. blo.0000218757.97063.21

図 9 - 8　Reprinted by permission from Springer Nature: The Journal of Nutrition, Health & Aging, The developmental origins of sarcopenia, Avan Aihie Sayer, Holly Syddall, Helen Martin, Harnish Patel, Daniel Baylis, Cyrus Cooper, © 2008

図10- 5　Journal of Applied Physiology, Muscle respiratory capacity and fiber type as determinants of the lactate threshold, J. L. Ivy, R. T. Withers, P. J. Van Handel, D. H. Elger, D. L. Costill, 1980, https://doi.org/10.1152/jappl.1980.48.3.523

図12- 2　Aurelia Nattiv, Anne B. Loucks, Melinda M. Manore, Charlotte F. Sanborn, Jorunn Sundgot-Borgen, Michelle P. Warren, The Female Athlete Triad, Medicine & Science in Sports & Exercise: October 2007, Volume 39, Issue 10, p 1867-1882 doi: 10.1249/mss.0b013e318149f111

図12- 4　NAKAMURA, YUKI; AIZAWA, KATSUJI; IMAI, TOMOKO; KONO, ICHIRO; MESAKI, NOBORU, Hormonal Responses to Resistance Exercise during Different Menstrual Cycle States, Medicine & Science in Sports & Exercise: June 2011, Volume 43, Issue 6, p 967-973 doi: 10.1249/MSS.0b013e3182019774

図12- 5 ・図12- 6　VanHeest, Jaci L.; Rodgers, Carol D.; Mahoney, Carrie E.; De Souza, Mary Jane, Ovarian Suppression Impairs Sport Performance in Junior Elite Female Swimmers, Medicine & Science in Sports & Exercise: January 2014, Volume 46, Issue 1, p 156-166 doi: 10.1249/MSS.0b013e3182a32b72

図14- 9 ・図14-10　Reprinted from D. Schmid, M.F. Leitzmann, Cardiorespiratory fitness as predictor of cancer mortality: a systematic review and meta-analysis, Annals of Oncology, VOLUME 26, ISSUE 2, P272-278, FEBRUARY 01, 2015, DOI:https://doi.org/10.1093/annonc/mdu250 with permission from Elsevier

図15- 3　Republished with permission of Annual Reviews, Inc, from James F. Sallis, Robert B. Cervero, William Ascher, Karla A. Henderson, M. Katherine Kraft, Jacqueline Kerr, AN ECOLOGICAL APPROACH TO CREATING ACTIVE LIVING COMMUNITIES (Annual Review of Public Health, Vol. 27:297-322 (Volume publication date 21 April 2006) First published online as a Review in Advance on September 30, 2005 https://doi.org/10.1146/annurev.publhealth.27.021405.102100); permission conveyed through Copyright Clearance Center, Inc.

分担執筆者紹介

（執筆の章順）

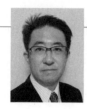

澤田　亨（さわだ・すすむ）

・執筆章→ 3 ・14・15

1960年	高知県に生まれる
1983年	福岡大学体育学部体育学研究科　卒業
1985年	順天堂大学大学院体育学研究科　修了（体育学修士）
1999年	博士（医学）学位取得（順天堂大学）
現在	早稲田大学 スポーツ科学学術院
専攻	スポーツ疫学・生物統計学

主な研究業績

Sawada SS et al. Cardiorespiratory fitness, body mass index, and cancer mortality: a cohort study of Japanese men. BMC Public Health, 14, 2014

Sawada SS et al. Muscular and Performance Fitness and Incidence of Type 2 Diabetes: Prospective Study of Japanese men. J Physical Activity and Health, 7: 627-32, 2010

Sawada SS et al. Long-term trends in cardiorespiratory fitness and the incidence of type 2 diabetes. Diabetes Care, 33: 1353-7, 2010

Sawada SS et al. Cardiorespiratory fitness and the incidence of type 2 diabetes: Prospective study of Japanese men. Diabetes Care, 26: 2918-22, 2003

Sawada SS et al. Cardiorespiratory fitness and cancer mortality in Japanese men: a prospective study. Med Sci Sports Exerc, 35: 1546-50, 2003

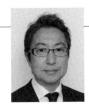

和気　秀文（わき・ひでふみ）

・執筆章→7・10

1966年	東京都に生まれる
1989年	順天堂大学体育学部卒業
1991年	筑波大学大学院修士課程体育研究科修了
1991年	東京慈恵会医科大学医学部宇宙医学研究室　専攻生
1995年	福島県立医科大学医学部生理学第1講座　助手
2000年	博士（医学）学位取得（福島県立医科大学）
2003年	Bristol大学（イギリス）リサーチフェロー
2007年	和歌山県立医科大学医学部生理学第2講座　講師
現在	順天堂大学大学院スポーツ健康科学研究科　教授
	順天堂大学健康総合科学先端研究機構　教授（併任）
主な著書	「別冊・医学のあゆみ」健康寿命延伸に寄与する体力医学　運動トレーニングによる高血圧改善の機序―中枢性機序を中心に（共著）. 医歯薬出版株式会社, 東京, pp36-42, 2020.

「医師・コメディカルのためのメディカルフィットネス」第4章　心臓循環器系疾患　高血圧（共著）. 社会保険研究所, 東京, pp90-94, 2019.

「病気がみえる vol.11運動器・整形外科（第1版）」運動器の生理（監修）. 株式会社メディックメディア, 東京, pp8-38, 2017.

「ニュー運動生理学（II）」Section11　運動と循環－4, 心臓血管系の中枢性調節. 宮村実晴編集, 真興交易株式会社医書出版部, 東京, pp145-153, 2015.

「身体運動と呼吸・循環機能」II循環機能－4. 延髄孤束核を中心とした運動時の中枢性循環調節. 宮村実晴編集, 真興交易株式会社医書出版部, 東京, pp218-227, 2012.

「心臓・循環の生理学」第4章　心拍の開始とその神経性調節（翻訳）. J.R. Levick 著, 「An Introduction to Cardiovascular Physiology, 5th ed」, メディカル・サイエンス・インターナショナル, 東京, pp49-63, 2011.

「運動処方の指針（原書第8版）」第4章　健康関連体力テストおよびその解釈（翻訳）. 「ACSM's Guidelines for Exercise Testing and Prescription; 8th Edition」, 南江堂, 東京, pp60-104, 2011.

「エッセンシャル神経科学」第22章　自律神経系（翻訳）. Allan Siegel & Hreday N. Sapru 著, 「Essential Neuroscience」, 丸善株式会社, 東京, pp373-398, 2008.

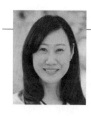

須永　美歌子 (すなが・みかこ)

・執筆章→ 8 ・12

1974年	埼玉県に生まれる
1996年	日本体育大学体育学部体育学科　卒業
1998年	日本体育大学大学院体育科学研究科修士課程　修了　修士（体育科学）
2008年	昭和大学医学部　学位取得　博士（医学）
2008年	東京大学大学院新領域創成科学研究科　特任研究員
現在	日本体育大学児童スポーツ教育学部　教授
専攻	運動生理学
主な著書	女性アスリートの教科書（主婦の友社）
	１から学ぶスポーツ生理学（ナップ）

主な研究業績

Sakamaki-Sunaga M, Min S, Kamemoto K, Okamoto T. Effects of Menstrual Phase-Dependent Resistance Training Frequency on Muscular Hypertrophy and Strength. J Strength Cond Res. 2016; 30(6): 1727-1734.

Sakamaki M, Yasuda T, Abe T. Comparison of low-intensity blood flow-restricted training-induced muscular hypertrophy in eumenorrheic women in the follicular phase and luteal phase and age-matched men. Clin Physiol Funct Imaging. 2012; 32(3): 185-191.

Sakamaki M, G Bemben M, Abe T. Legs and trunk muscle hypertrophy following walk training with restricted leg muscle blood flow. J Sports Sci Med. 2011; 10(2): 338-340.

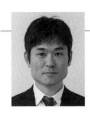

福　典之 （ふく・のりゆき）

・執筆章→11

1973年	埼玉県に生まれる
2002年	名古屋大学大学院医学研究科博士課程修了・博士（医学）
現在	順天堂大学大学院スポーツ健康科学研究科・先任准教授
専攻	スポーツ遺伝学，スポーツ生理・生化学
主な著書	スポーツ遺伝子は勝者を決めるか？（監修　早川書房）
	新・スポーツ生理学（共著　市村出版）
	ニュー運動生理学（共著　真興交易医書出版部）
	からだの発達と加齢の科学（共著　大修館）
	Sports Performance（共著　Springer）

編著者紹介

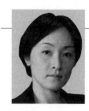

関根　紀子 (せきね・のりこ)

・執筆章→1・2・4・5・6・9・13

1973年	秋田県に生まれる
1997年	新潟大学教育学部修了，教育学修士
2000年	新潟大学大学院自然科学研究科博士後期課程修了，学術博士
	国立療養所中部病院長寿医療研究センター　流動研究員
2002年	米国 Dartmouth College（ダートマス大学）研究員
2003年	国立長寿医療センター研究所　流動研究員
2005年	順天堂大学スポーツ健康医科学研究所博士研究員
2012年	順天堂大学スポーツ健康科学部　助教
2013年	放送大学准教授
	順天堂大学客員准教授（現在）
2019年	放送大学教授（現在）
専攻	運動生理学，運動生化学，体力科学

主な著書・研究業績

パワーズ運動生理学　体力と競技力向上のための理論と応用（日本語訳共著，メディカルサイエンスインターナショナル）

Ichinoseki-Sekine N et.al., Heat stress protects against mechanical ventilation-induced diaphragmatic atrophy. *J Appl Physiol* (1985). 117(5): 518-24, 2014.

Ichinoseki-Sekine N et.al., Fiber-type specific expression of α-actinin isoforms in rat skeletal muscle. *Biochem Biophys Res Commun.* 419(2): 401-4, 2012.

Ichinoseki-Sekine N et.al., Provision of a voluntary exercise environment enhances running activity and prevents obesity in Snark-deficient mice. *Am J Physiol Endocrinol Metab.* 296(5): E1013-21, 2009.

Ichinoseki-Sekine N et.al., Changes in muscle temperature induced by 434 MHz microwave hyperthermia. *Br J Sports Med.* 41(7): 425-9, 2007.

放送大学大学院教材　8911029-1-2111（ラジオ）

改訂版　健康・スポーツ科学研究

発　行　　2021年3月20日　第1刷

編著者　　関根紀子

発行所　　一般財団法人　放送大学教育振興会
　　　　　　〒105-0001　東京都港区虎ノ門1-14-1　郵政福祉琴平ビル
　　　　　　電話　03（3502）2750

Printed in Japan　ISBN978-4-595-14151-5　C1347